AF154512

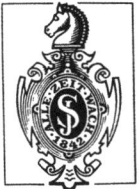

Frank Deickert

Sport und Diabetes

Theoretische Grundlagen, experimentelle
Untersuchungen und praktische Hinweise
für TypI-Diabetiker

Mit 28 Abbildungen und 57 Tabellen

Springer-Verlag
Berlin Heidelberg New York
London Paris Tokyo
Hong Kong Barcelona
Budapest

Frank Deickert
Ilmenauer Str. 2
W-1000 Berlin 33
Bundesrepublik Deutschland

ISBN-13:978-3-540-53682-6

Die Deutsche Bibliothek – CIP-Einheitsaufnahme
Deickert, Frank:
Sport und Diabetes: theoretische Grundlagen, experimentelle
Untersuchungen und praktische Hinweise für TypI-Diabetiker;
mit 57 Tabellen/Frank Deickert. – Berlin; Heidelberg; New
York; London; Paris; Tokyo; Hong Kong; Barcelona;
Budapest: Springer, 1991
    Zugl.: Diss.
    ISBN-13:978-3-540-53682-6   e-ISBN-13:978-3-642-76441-7
    DOI: 10.1007/978-3-642-76441-7

D188

Die Wiedergabe von Gebrauchsnamen, Handelsnamen, Warenbezeichnungen usw. in diesem Werk
berechtigt auch ohne besondere Kennzeichnung nicht zu der Annahme, daß solche Namen im Sinne der
Warenzeichen- und Markenschutzgesetzgebung als frei zu betrachten wären und daher von jedermann
benutzt werden dürften.

Produkthaftung: Für Angaben über Dosierungsanweisungen und Applikationsformen kann vom Verlag
keine Gewähr übernommen werden. Derartige Angaben müssen vom jeweiligen Anwender im Einzelfall
anhand anderer Literaturstellen auf ihre Richtigkeit überprüft werden.

19/3130-543210 – Gedruckt auf säurefreiem Papier

*Die Menschen erbitten ihre Gesundheit
von den Göttern –
daß sie aber selbst Einfluß auf ihre
Gesundheit haben, wissen sie nicht.*

Demokrit, 410 v. Chr.

Vorwort

Die positiven Effekte sportlicher Aktivitäten werden zur Unterstützung der Therapie des juvenilen Diabetes mellitus, in der neuen Nomenklatur TypI-Diabetes (= insulinabhängiger Diabetes mellitus) genannt, durch die möglichen Blutglukoseschwankungen leider immer noch zu wenig hervorgehoben. Stoffwechselkomplikationen lassen sich allerdings durch eine individuell erprobte Therapieanpassung wirksam verhindern.

Die zur Integration von Sport in die Therapie des TypI-Diabetes notwendige Adaption der Insulinbehandlung und Diät ist der Untersuchungsgegenstand dieses Buches. Ich hoffe, daß die hier dargestellten Ergebnisse als Orientierung für Ratschläge zur Therapieanpassung bei Ärzten, Sportlehrern und Betreuern von TypI-Diabetikern Interesse finden werden.

Die vorliegende Arbeit wurde 1990 unter dem Titel „Theorie und Praxis der Integration sportlicher Aktivitäten in die Therapie des juvenilen Diabetes mellitus (Typ I)" als Dissertation vom Fachbereich Erziehungs- und Unterrichtswissenschaften der Freien Universität Berlin angenommen. Erstgutachter war Herr Prof. Dr. S. John, Zweitgutachter Herr Prof. Dr. H.-G. Sack; der Tag der Disputation war der 5. 2. 1990.

Herrn Prof. Dr. S. John möchte ich sehr für die Annahme der Arbeit, die intensive Betreuung meines Dissertationsvorhabens und die zahlreichen Diskussionen und Ratschläge danken.

Herrn Prof. Dr. H.-G. Sack danke ich besonders für seine Hinweise und Beratungen zur Datenerhebung und zum Design des Diabetikersportgruppenexperiments.

Ganz herzlich möchte ich mich bei Frau J. Nadol bedanken, die mir bei allen Laboruntersuchungen maßgeblich geholfen hat und durch ihre stets freundliche Art immer für ein angenehmes Untersuchungsklima gesorgt hat.

Herrn Prof. Dr. K. Maidorn danke ich für die in Vertretung durchgeführten sportärztlichen Untersuchungen, und Herrn Dr. G. Kurow gebührt mein Dank für die interessanten diabetesrelevanten Diskussionen, die er als erfahrener Diabetologe mit mir geführt hat.

Für die tatkräftige Unterstützung bei der Vermittlung von am Sport interessierten TypI-Diabetikern bin ich Herrn Prof. Dr. H. P. Meißner, Frau Dr. T. Schirop, Herrn Dr. C. v. Wissmann, Frau Dr. E. Austenat, Frau Dr. J. Semler und Frau Dr. H. Berger sehr dankbar.

Für die mir gewährte Unterstützung und Förderung während des gesamten Dissertationsvorhabens möchte ich der Konrad-Adenauer-Stiftung (Institut für

Zu Dank bin ich auch Frau H. Ebel und Herrn Dr. H. Hillenbrand von der Firma Boehringer Mannheim GmbH verpflichtet, die mich während meines Promotionsvorhabens großzügig mit diagnostischem Material und Literatur unterstützt haben.

Abschließend möchte ich allen Probanden danken, die durch ihre Mitarbeit die Voraussetzung für die praktische Untersuchung der Dissertationsproblematik geschaffen haben.

Berlin, im April 1991   Frank Deickert

Inhaltsverzeichnis

1 Einleitung

Von den blutglukosesenkenden und gesundheitsfördernden Wirkungen sportlicher Aktivitäten profitieren die mit Insulin und Diät behandelten TypI-Diabetiker im gleichen Maße wie die TypII-Diabetiker, deren Stoffwechselstörung mit Diät bzw. Tabletten behandelt wird. Während beim TypII-Diabetes, der in der Regel im fortgeschrittenen Alter auftritt und mit Übergewicht einhergeht, eine Insuffizienz des Inselapparates der Bauchspeicheldrüse und eine periphere Insulinresistenz vorliegen, kommt es beim TypI-Diabetes durch entzündliche Prozesse zur sukzessiven Zerstörung der insulinproduzierenden β-Zellen im Pankreas und damit zur Insulinsubstitutionspflicht.

Sportliche Aktivitäten fördern nicht nur die Leistungsfähigkeit und Leistungsbereitschaft, sondern verbessern auch das Wohlbefinden und das Selbstwertgefühl und geben vielfach die Möglichkeit zum Aufbau sozialer Kontakte. Bei ausreichender Trainingsquantität haben die Trainingswirkungen besondere Bedeutung zur Prävention bzw. günstigen Beeinflussung kardiovaskulärer Erkrankungen.

Der insulinpflichtige Diabetiker muß beachten, daß es bei ausreichender Insulinversorgung durch Sport zu einer sofortigen und langfristigen Blutglukosesenkung kommt. Das ist in der Diabetesbehandlung insbesondere dann ein wünschenswerter Effekt, wenn der Blutglukosespiegel erhöht ist (z. B. 1/2 bis 1 1/2 h nach einer Mahlzeit oder im Insulinwirkungsminimum) und durch den Sport eine Verbesserung der Stoffwechsellage erzielt werden kann. Ein Blutglukoseanstieg durch Sport kann sich nur bei starker Überanstrengung oder im Insulinmangel ergeben.

Bei Sport wird der Blutglukoseverbrauch der Muskulatur durch Insulin deutlich gesteigert: Geringere Insulinmengen als sonst bewirken eine verstärkte Glukoseeinschleusung in die Muskelzellen. Während beim Gesunden eine bewegungsbedingte Hypoglykämie (Abfall der Blutglukosekonzentration unter 50 mg/dl) durch einen Abfall der Insulinkonzentration nicht auftreten kann, besteht beim TypI-Diabetes durch das substituierte Insulin die Gefahr einer zu starken Blutglukoseabsenkung. Um Hypoglykämien vorzubeugen, muß ein TypI-Diabetiker deshalb vor dem Sport zusätzliche Kohlenhydrate aufnehmen bzw. seine Insulindosis reduzieren, d. h. es besteht die Notwendigkeit einer Therapieanpassung.

Der Umfang der Hypoglykämieprophylaxen wird nach der Dauer des Sports, der Belastungsintensität, dem Abstand zur letzten Injektion (aktuelle Insulinämie) und dem Blutglukoseausgangswert ausgerichtet, so daß nach dem Sport möglichst ein normoglykämischer Blutglukosewert erzielt wird. Sportliche Aktivitäten können dadurch in der Therapie des TypI-Diabetes genutzt werden, um die Blutglukoseeinstellung zu unterstützen.

Hauptgegenstand der vorliegenden Arbeit ist die Untersuchung der Therapieanpassung beim TypI-Diabetes an sportliche Aktivitäten. In einem Diabetikersportgruppenexperiment werden diesbezüglich Freizeitsportarten untersucht, die über kürzere Dauer (45–90 min) durchgeführt werden. Dadurch sind sowohl sportartspezifische wie auch therapieformspezifische Analysen der Anpassungsmaßnahmen möglich. Zur Untersuchung der Therapieadaption bei langandauerndem Sport werden die Anpassungen der Insulinbehandlung und Diät während zweier Fahrradreisen beschrieben. Um den Einfluß der Belastungsintensität auf den Blutglukoseabfall zu untersuchen, wird ein Fahrradergometerexperiment durchgeführt. Interessant ist hierbei auch die Entwicklung der Blutglukosekonzentration in der Erholungsphase in bezug auf die Frage nach der Aufnahme zusätzlicher Kohlenhydrate nach dem Sport zur Verhinderung protrahierter Hypoglykämien.

2 Sportliche Aktivitäten in der Therapie des TypI-Diabetes

2.1 Bedeutung des Sports in der Therapie des TypI-Diabetes

Die sportliche Aktivität zählt seit 1935 neben der Insulinbehandlung und Diät zu den Grundpfeilern der Diabetestherapie (Joslin u. a., 1935). Heute wird diese 3-Säulen-Therapie ergänzt durch die Stoffwechselselbstkontrolle und die Diabetikerschulung (Hürter, 1982, 79). Ziel der Langzeittherapie des Diabetes mellitus ist die Annäherung des Stoffwechsels an den des Gesunden, d. h. möglichst Blutglukosewerte zwischen 70 und 160 mg/dl und Vermeidung schwerer hypoglykämischer Zustände (Kurow, 1981). Durch eine ausbalancierte Abstimmung zwischen Insulinsubstitution, geregelter Nahrungszufuhr – dem Einhalten einer Diät – und regelmäßigen Kontrollen über die aktuelle Stoffwechsellage lassen sich langandauernde Hyperglykämien weitgehend vermeiden. Hyperglykämiephasen sind prognostisch wahrscheinlich nur dann unbedenklich, wenn sie kurzfristig und selten auftreten (Sauer, 1977; Gutsche, 1981). Die Langzeitstoffwechselparameter HbA_1 bzw. HbA_{1c}[1] sollten möglichst die obere Grenze des Normbereichs nicht um mehr als 1% überschreiten (Knick/Knick, 1985, 52).

Aufgrund der vaskulären Spätkomplikationen haben Diabetiker, unabhängig vom Alter bei Erkrankungsbeginn, eine um ein Drittel reduzierte Lebenserwartung gegenüber der Normalbevölkerung. Für männliche Diabetiker ist die Mortalität an allen Gefäßkrankheiten 2,5mal, für weibliche um 3,5mal so hoch wie der Bevölkerungsdurchschnitt. Diabetes mellitus ist die Hauptursache für die Erblindung und führt in einem relativ hohem Ausmaß zur dialysepflichtigen Niereninsuffizienz (Beischer/Pfeiffer, 1985).

Zahlreiche Untersuchungen haben gezeigt, daß die Häufigkeit und Progredienz der diabetischen Spätkomplikationen wesentlich von der Güte der Stoffwechseleinstellung abhängen (Constam, 1975; Pirart u. a., 1975; Tchobroutsky, 1978). Jede Maßnahme zum Erreichen einer optimaleren Stoffwechsellage leistet

---

[1] Das HbA_1 ist der prozentuale Anteil des glykolysierten Hämoglobins am Gesamthämoglobin. Bei Nichtdiabetikern beträgt der Normbereich des HbA_1 5–8%, bei diabetischer Stoffwechsellage ist das HbA_1 erhöht. Je höher das HbA_1 ist, desto schlechter ist die durchschnittliche Stoffwechsellage der vergangenen 6–10 Wochen. Das HbA_{1c} ist diejenige Teilfraktion des HbA_1, die nur aus dem mit der Blutglukose glykolysiertem Hämoglobin besteht. Der Normbereich des HbA_{1c} beträgt 4–6% (Laube, 1985).

somit einen Beitrag zur Verhinderung oder Aufschiebung der diabetischen Sekundärerkrankungen.

In einer retrospektiven Studie stellten Chazan u. a. (1970) fest, daß Langzeitdiabetiker ohne Spätkomplikationen in beachtlichem Maße sportlich oder körperlich aktiv gewesen waren. Sportliche Aktivitäten können in der Therapie des Diabetes mellitus eingesetzt werden, um erhöhte Blutglukosewerte zu senken und die Stoffwechsellage zu verbessern (Larsson, 1980; Hürter, 1982, 278). Ein regelmäßiges und mit genügend hoher Intensität betriebenes Ausdauersporttraining führt außerdem zu zahlreichen präventiven Langzeittrainingseffekten auf den Organismus und speziell das kardiovaskuläre System (Mellerowicz, 1981). Mellerowicz und Meller (1980, 101) empfehlen dazu ein möglichst tägliches Training von 10–30 min Dauer mit einer durchschnittlichen Herzfrequenz von 170–180 Schlägen/min minus Lebensalter. Die Schäden, die durch einen Bewegungsmangel auftreten können, treffen die Leistungsfähigkeit und Lebensqualität des Diabetikers besonders, da durch die möglichen vaskulären Sekundärkomplikationen ohnehin ein erhöhtes Risiko für kardiovaskuläre Erkrankungen besteht. Die sportliche Betätigung ist nicht als Ersatz für irgendeine andere Therapiesäule zu sehen, sondern soll in der Behandlung des Diabetes mellitus zur Unterstützung der Therapieziele eingesetzt werden.

Der Einfluß von regelmäßiger sportlicher Aktivität auf die Blutglukoseeinstellung bei TypI-Diabetikern wird kontrovers diskutiert. Ludvigsson u. a. (1980) konnten Verbesserungen in der Glukosurie nachweisen, Dahl-Jörgenssen u. a. (1980) und Dienerowitz (1982) stellten Abfälle im HbA_1 fest. Die Untersuchungen mit Diabetikersportgruppen von Wallberg-Henriksson u. a. (1982,1986), Zinman u. a. (1984), Landt u. a. (1985) und Miethling (1988) ergaben hingegen keine signifikanten Verbesserungen der Stoffwechseleinstellung, gemessen am HbA_1. Berger (1985, 1986, 1988) schließt daraus, daß der therapeutische Einsatz von Sport zur Verbesserung der Blutglukoseeinstellung nicht gerechtfertigt ist. Renner (1988) meint sogar, daß der Sport einen erheblichen Störfaktor in der Glukosehomöostase des TypI-Diabetikers darstelle und daß es die bei Dietze u. a. (1984, 299) behaupteten blutglukosestabilisierenden Effekte sportlicher Aktivitäten nicht gebe. Cüppers (1987) und Berger (1988) sehen die Vorteile der körperlichen Betätigung für den Diabetiker heute nicht mehr in der therapeutischen Senkung des Blutglukosespiegels. Es gehe vielmehr darum, wie beim Gesunden auch, durch regelmäßiges sportliches Training die körperliche Leistungsfähigkeit zu verbessern und zu erhalten. Durch die gleichwertige, volle Mitbeteiligung an sportlichen Aktivitäten können soziale Kontakte geknüpft werden, und der Diabetiker fühlt sich dem Gesunden gleichgestellt (Winkler, 1986; Kemmer, 1987).

Der regelmäßige Einsatz von Sport zur Blutglukosesenkung läßt sich in der Tat schwer mit den terminlichen Verpflichtungen der meisten Diabetiker vereinbaren. Zudem kann eine Blutglukosenormalisierung wesentlich unaufwendiger durch eine bessere Adaption der Insulintherapie an die gegebene Stoffwechselsituation erzielt werden (Berger, 1988). Trotzdem sollte nicht verkannt werden, daß der Sport bei ausreichender Insulinsubstitution ein probates Mittel ist, einen wechselphysiologisch besonders günstig wird deshalb empfohlen, den Sport möglichst zur Zeit der zu erwartenden prandialen Blutglukosemaxima zu treiben (Drost u. a., 1977; Berger u. a., 1978), die durchschnittlich 1–1,5 h nach der Nahrungsaufnahme nachweisbar sind (Hürter, 1982, 220). Sportliche Aktivitäten können somit in der Therapie des TypI-Diabetes genutzt werden, um die Blutglukoseeinstellung zu unterstützen (Hürter, 1982,278; Renner, 1988).

Der mitunter vertretenen Meinung, bestimmte Sportarten seien für den Diabetiker besonders gut oder besonders schlecht geeignet (Bieger, 1983; Dienerowitz, 1986; Wedemeyer, 1986; Bergis u. a., 1987) muß hinzugefügt werden, daß bei einer sorgfältigen Adaption der Diabetestherapie an die körperliche Belastung weitgehend jede sportliche Betätigung in der Stoffwechselführung ohne nennenswerte Schwankungen berücksichtigt werden kann. TypI-Diabetiker sollten deshalb durch eine entsprechende Schulung in der Therapieadaption in die Lage versetzt werden, jede sportliche Aktivität, die sie durchführen möchten, ohne Stoffwechselkomplikationen treiben zu können (Berger, 1985, 44; Kemmer, 1986, 47; Berger, 1988; Lampe, 1989). Ausdauersportarten sind allerdings für den Diabetiker besonders empfehlenswert, da durch sie Trainingseffekte auf das kardiovaskuläre System und den Stoffwechsel am optimalsten erzielt werden können (Renner/Ruhland, 1987).

Durch die Blutdruckanstiege während körperlicher Aktivitäten dürfen sich Diabetiker mit proliferater Retinopathie aufgrund möglicher Glaskörperblutungen nur dosiert belasten. Ebenso ist bei fortgeschrittener autonomer Neuropathie Vorsicht geboten, da es unter körperlicher Belastung zu kardiovaskulären Dysregulationen kommen kann. Bei bestehender peripherer Polyneuropathie kann das Schmerzempfinden beeinträchtigt und der darüber bestehende Warnmechanismus eingeschränkt sein (Dietze u. a.,1984, 301; Berger, 1988). In einer ärztlichen Voruntersuchung sollte geklärt werden, inwieweit bestehende vaskuläre Veränderungen, Neuropathien oder eine Hypertonie eine nur dosierte körperliche Belastung erlauben. Gerade bei schon bestehenden Sekundärkomplikationen sollten die Patienten nicht inaktiv sein. Ein dosiert ausgeführtes, regelmäßiges sportliches Training ist als therapeutische Möglichkeit zu sehen, bei chronischen Erkrankungen die Funktion einzelner Organe zur Vermeidung bzw. Kompensation irreparabeler Folgezustände zu erhalten und zu verbessern (Lübs, 1983).

Für die Blutglukoseentwicklung beim Sport und die Bereitstellung der notwendigen energieliefernden Substrate ist die Insulinämie während der sportlichen Betätigung von entscheidender Bedeutung. Berger u. a. (1977) konnten eindeutig zeigen, daß im Insulinmangel während einer 3stündigen Fahrradergometerbelastung unter Einstellung einer Herzfrequenz von 110±10 Schlägen/min die Blutglukosekonzentration ansteigt, während bei ausreichender Insulinämie die Blutglukosewerte abgesenkt wurden (Abb. 1).

Für die Aufnahme der Glukose in die Muskulatur ist also eine ausreichend hohe Insulinkonzentration die absolute Voraussetzung. Der Blutglukoseanstieg bei den ketotischen Diabetikern erklärt sich hauptsächlich aus der Wirkung der früher und stärker abgegebenen katabolen Hormone Adrenalin, Glucagon, Cortisol und STH (Dietze u. a., 1984, 297). Sie bewirken über die Leberglykogenolyse und die mit dem Cori-Zyklus verbundene hepatische Gluconeogenese das

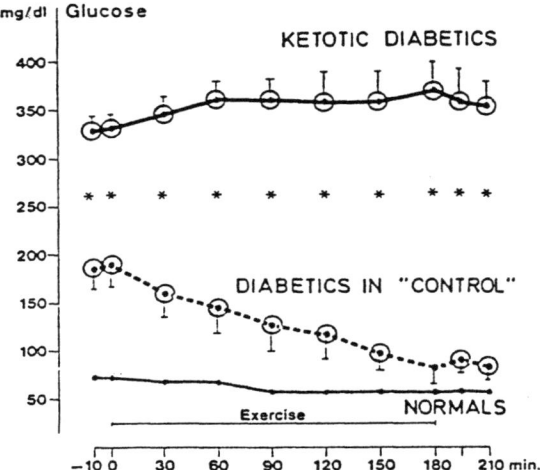

Abb. 1. Effekt einer dreistündigen Fahrradergometrie milder Intensität auf den Blutglukosespiegel ($\bar{x}\pm$SEM) in Abhängigkeit von der Insulinämie. *Kreise* signalisieren signifikante Unterschiede zur Kontrollgruppe aus Nichtdiabetikern, *Sterne* signifikante Unterschiede zwischen den beiden Gruppen unterschiedlich eingestellter TypI-Diabetiker ($p\leq5\%$). (Aus Berger u. a., 1977)

Ansteigen des Blutglukosespiegels. Der durch Muskelarbeit resultierende Anstieg der Glucagon- und Adrenalinkonzentration bewirkte in derselben Untersuchung von Berger u. a. (1977) bei den Probanden im Insulinmangel einen exzessiven Ketonkörperanstieg bis zur Ketose. Eine physiologische Hormonkonstellation während des Sports ist nur bei genügender Insulinämie gegeben (Dietze u. a., 1984, 297).

Die grundsätzliche Voraussetzung für die blutglukosesenkende Wirkung von Sport sind also ausreichende Insulinkonzentrationen während der Dauer der sportlichen Betätigung. Die häufig ausgesprochenen Sportverbotsempfehlungen bei Blutglukoseausgangswerten über 300 mg/dl (Kemmer, 1986, 33; Wedemeyer, 1986; Frank, 1987) sollten dahingehend ergänzt werden, daß man in diesen Fällen vor dem Sport eine reduzierte Dosis Normalinsulin nachinjiziert. Renner und Ruhland (1987) empfehlen bei einem Ausgangsblutglukosewert von über 300 mg/dl und einer einstündigen sportlichen Aktivität vorher statt z. B. 8 I.E. zur Blutglukosekorrektur nur 5 I.E. Normalinsulin zu injizieren.

Da sich der TypI-Diabetiker im Rahmen seiner Insulintherapie bemüht, ständig ausreichend mit Insulin versorgt zu sein, ergibt sich das viel häufigere Problem dadurch, daß während des Sports die Insulinämie gegenüber den Ruhebedingungen relativ zu hoch ist. Beim Gesunden fallen nämlich die Insulinspiegel aufgrund des Anstiegs der Adrenalinspiegel während einer sportlichen Betätigung ab (Pruett, 1970; Dieterle, 1977; Kemmer, 1979). *Weniger* Insulin ist dann in der Lage, *verstärkt* Glucose in die Muskelzellen einzuschleusen (Dietze u. a., 1984, 291).

Diese Erhöhung der Insulinsensitivität während sportlicher Aktivitäten führt in der Diabetestherapie dazu, daß die Insulinkonzentration verglichen mit dem tatsächlichen Bedarf zu hoch ist. Durch zu hohe Insulinspiegel wird einerseits der Glukosetransfer in die Muskelzellen stark gesteigert und andererseits die hepatische Glukoseabgabe stark unterdrückt, so daß es zur Hypoglykämie kommen muß, wenn nicht vorbeugende Maßnahmen ergriffen werden (Dietze u. a., 1984, 298; Berger, 1988).

Die Diabetestherapie muß bei sportlichen Aktivitäten angepaßt werden, um bewegungsinduzierte Hypoglykämien verhindern zu können. Zur Hypoglykämieprophylaxe kann die Insulindosis reduziert werden und bzw. oder eine zusätzliche Kohlenhydratzufuhr muß vor, ggf. auch während und nach dem Sport eingeplant werden. Nur durch zusätzliche Stoffwechselselbstkontrollen vor und nach der sportlichen Aktivität können hypo- wie auch hyperglykämische Zustände erkannt werden, wodurch Rückschlüsse auf die Angemessenheit der Therapieadaption möglich werden (Sauer, 1977; Kemmer/Berger, 1983; Berger, 1988).

2.2 Adaptionsmaßnahmen zur Verhinderung bewegungsinduzierter Hypoglykämien

Die Anpassung der Therapie des TypI-Diabetes zur Verhinderung bewegungsinduzierter Hypoglykämien ist insofern nicht ganz einfach, da sich diese nach dem zu erwartenden Blutglukoseabfall richtet. Wie stark aber die Blutglukosekonzentration durch eine sportliche Aktivität abgesenkt wird, ist von zahlreichen Faktoren abhängig (Tabelle 1).

Tabelle 1. Faktoren, die den Umfang eines Blutglukoseabfalls durch Sport bei TypI-Diabetikern beeinflussen (nach Renner/Ruhland, 1987)

Faktor	Kommentar
1. Bewegungsdauer, Belastungsintensität	Je länger und je intensiver der Sport betrieben wird, desto stärker ist der zu erwartende Blutglukoseabfall. Es gibt Untersuchungen, die darauf hinweisen, daß höhere Belastungsintensitäten die Blutglukosekonzentration weniger stark senken (vergl. Kapitel 2.3).
2. aktuelle Insulinämie	Je höher die Konzentration des aktuell wirksamen Insulins ist (abhängig von der Dosis und des Insulintyps), desto stärker ist der zu erwartende Blutglukoseabfall.
3. Ernährungszustand	Je länger die letzte Kohlenhydrataufnahme zurückliegt, desto weniger trägt die damit verbundene Blutglukoseerhöhung zur Verhinderung einer bewegungsinduzierten Hypoglykämie bei.
4. Ausgangsblutglukosekonzentration	Je höher der Ausgangsblutglukosewert ist, desto höher ist der zu erwartende Blutglukoseabfall.

Tabelle 1 (Fortsetzung)

Faktor	Kommentar
5. Art der Muskelarbeit	Je mehr Muskelgruppen arbeiten, desto größer ist der Blutglukoseabfall. Ausdauersportarten erhöhen die Insulinsensitivität am stärksten. Streßreiche Sportarten können zunächst blutglukosesteigernd wirken. Starke Blutglukoseabfälle können sowohl bei isotoner wie auch bei isometrischer Muskelarbeit auftreten (Böhmer u. a., 1988).
6. Insulinapplikationsort	Die Absorptionsgeschwindigkeit des exogenen Insulins ist vom Injektionsort abhängig. Vom Abdomen wird es am schnellsten, vom Oberarm langsamer und am langsamsten vom Oberschenkel absorbiert (Koivisto, 1979). Der Insulinapplikationsort determiniert also die aktuelle Insulinämie. Die Absorptionsrate steigt durch Muskelarbeit an (Berger u. a., 1979). Ein Wechsel des Injektionsortes in eine Region, die nicht in der Nähe der arbeitenden Muskulatur liegt, stellt keinen sicheren Hypoglykämieschutz dar (Berger/Lefèbvre, 1982; Berger, 1988).
7. zirkadiane Unterschiede in der Insulinsensitivität	Die Insulinempfindlichkeit ist frühmorgens (Dawn-Phänomen) und in der ersten Vormittagshälfte relativ gering, um die Mittagszeit verbessert, gegen Abend wieder geringer und nachts bis etwa 3 Uhr wieder besser (Sauer, 1981; Renner, 1986). Bei höherer Insulinempfindlichkeit ist der zu erwartende Blutglukoseabfall stärker.
8. Trainingszustand	Untrainierte reagieren bei sportlicher Belastung mit exzessiven Anstiegen der kontrainsulinären Hormone (Schüler u. a., 1974), die blutglukosesteigernd wirken. Dadurch können, insbesondere bei sportlichen Leistungen im Auslastungsbereich, u. U. Blutglukoseanstiege resultieren oder ein Blutglukoseabfall kann ausbleiben.
9. Muskelmasse, Körpergewicht	Je größer die Muskelmasse ist, desto stärker ist der zu erwartende Blutglukoseabfall. Übergewichtige haben eine größere Insulinresistenz und deshalb geringere Blutglukoseabfälle zu erwarten.

Trotz der Vielzahl der Faktoren, die die Blutglukoseentwicklung während einer sportlichen Aktivität determinieren, sind zahlreiche Empfehlungen erarbeitet worden, wie man die Diabetestherapie anpassen kann, um bewegungsinduzierte Hypoglykämien vermeiden zu können. Als Hypoglykämieprophylaxen bieten sich grundsätzlich drei Maßnahmen an (Kemmer/Berger, 1983; Renner/Ruhland, 1987; Berger, 1988):
1. Aufnahme von zusätzlichen Kohlenhydraten (Zusatz-BE) in leicht resorbierbarer Form (Obst, Fruchtsäfte, Fruchtschnitten u. ä.) unmittelbar vor, ggf. während und eventuell auch nach der sportlichen Aktivität.

2. Die Insulindosis vor dem Sport wird reduziert. Dies wäre ein Nachahmen der hormonellen Regulation im stoffwechselgesunden Organismus bei körperlicher Betätigung.
3. Kombination von beiden Maßnahmen

Aufgrund der i. a. starken individuellen Unterschiede in den Faktoren, die auf die Blutglukoseentwicklung während des Sports Einfluß haben (s. Tabelle 1), können Hinweise über den Umfang von Hypoglykämieprophylaxen immer nur grobe Richtlinien und keine allgemeingültigen Empfehlungen sein. Jeder Diabetiker muß über die Stoffwechselselbstkontrollen für sich selbst herausfinden, ob die von ihm ergriffenen Maßnahmen zur Verhinderung einer Hypoglykämie adäquat waren. Dabei soll zwar einer durch die körperliche Betätigung provozierten Hypoglykämie vorgebeugt werden, die Hypoglykämieprophylaxen müssen aber so dosiert sein, daß keine Hyperglykämien resultieren (Kemmer/Berger, 1983; Berger, 1988). Die zusätzlichen Blutglukoseselbstkontrollen vor und nach dem Sport sind notwendig, um abschätzen zu können, welche Maßnahmen zu ergreifen sind, damit durch die sportlichen Aktivitäten eine Normoglykämie erhalten bleibt oder wiederhergestellt wird. Die zusätzlich vor bzw. nach dem Sport erhobenen Blutglukoseselbstbestimmungen können entfallen, sowie Erfahrungen über die individuelle Reaktionsweise des Organismus auf die Belastung vorliegen und die üblichen Blutglukoseselbstkontrollen anzeigen, daß die Diät und Insulindosis entsprechend den Erfordernissen adäquat abgestimmt worden sind.

Der Praktikabilität halber ist Kemmer (1986, 24) zuzustimmen, den Umfang der Hypoglykämieprophylaxen lediglich nach der Dauer des Sports, der Belastungsintensität, dem Abstand zur letzten Injektion (aktuelle Insulinämie) und dem Blutglukoseausgangswert abzuschätzen.

Die in der Literatur angegebenen Regeln über die Anpassung der Therapie des TypI-Diabetes zur Verhinderung bewegungsinduzierter Hypoglykämien lassen sich am übersichtlichsten durch die Berücksichtigung der Belastungsdauer und der Therapieform beschreiben (s. Tabellen 2 und 3).

Der TypI-Diabetes wird heute neben der konventionellen Behandlung (KT = konventionelle Therapie) mit zwei Injektionen zunehmend nach dem Basis-Bolus-Konzept mit mehreren Insulininjektionen (= Pentherapie) oder mit automatischen Insulininfusionspumpen (= Pumpentherapie) behandelt. Die beiden zuletzt genannten Therapieformen werden auch als intensivierte Insulintherapieformen bezeichnet. Sie beinhalten, daß der Patient je nach dem, wann und was er essen möchte, das dazu notwendige prandiale Normalinsulin (= Bolus) appliziert. Für den Insulingrundbedarf wird bei der Pentherapie ein Langzeitinsulin als Basalinsulin verabreicht, in der Pumpentherapie die Basalrate, die ständig über den Katheter in das Unterhautfettgewebe des Patienten infundiert wird. Bei der konventionellen Therapie muß der Patient nach dem Wirkprofil des in der Regel morgens und abends applizierten Verzögerungsinsulins (= reines Depotinsulin) oder Kombinationsinsulins (= feste Mischung aus Normal- und Depotinsulin, z. B. 30% Normal- und 70% Depotinsulin) nach einem Diätplan zu festgelegten Mahlzeiten bestimmte Kohlenhydratmengen (12g Glukose = 1 BE

Tabelle 2. Regeln zur Anpassung der Therapie des TypI-Diabetes an Sport kürzerer Dauer (bis zu 2 h)

Anpassungs-maßnahmen	Empfehlungen, Hinweise
Zusatz-BE vor dem Sport	Pro 30 min andauernder sportlicher Aktivität wird zusätzlich 1 BE benötigt (Kroll, 1986).
	Sport von 1–2 h Dauer: 3 Zusatz-BE nötig (Renner/Ruhland, 1987)
	Pro h anstrengender Arbeit bei hoher Insulinämie 2–3 Zusatz-BE, pro h anstrengender Arbeit bei niedriger Insulinämie 1–2 Zusatz-BE; bei milder Belastung Halbierung dieser Empfehlung (Frank, 1987).
	Pro h Sport mittlerer Intensität bei hoher Insulinämie 2–3 Zusatz-BE, pro h Sport mittlerer Intensität bei niedriger Insulinämie 1-1.5 Zusatz-BE (Howorka, 1987, 121).
	Pro h anstrengender Arbeit bei Blutglukoseausgangswerten über 100 mg/dl 3–4 Zusatz-BE, bei deutlich tieferen Blutglukoseausgangswerten 3–4 Zusatz-BE schon pro 30 min anstrengender Arbeit (Standl, 1988).
Zusatz-BE nach den Sport	1–2 BE sollten auch nach dem Sport aufgenommen werden, um der anhaltenden gesteigerten Insulinsensitivität Rechnung zu tragen (Kemmer, 1984; Berger, 1988; Breuer-Schüder, 1988, 55).
Insulindosis-reduktion bei der konven-tionellen Therapie	Bei Applikation von Verzögerungsinsulinen oder Kombinationsinsulinen ist eine Reduktion nicht empfehlenswert, da diese zu einem Insulinmangel in dem Tagesabschnitt führen kann, in dem der Sport nicht getrieben wird (Kemmer, 1986, 34; Breuer-Schüder, 1988, 55). Bei einer freien Mischung aus Normal und Verzögerungsinsulin kann der Normalinsulinanteil um 50% reduziert werden, wenn mit dem Sport spätestens zwei Stunden nach Applikation begonnen wird (Frank, 1987; Kemmer, 1984).
Insulindosis-reduktion bei der intensi-vierten Insulin-therapie	Bolusreduktion, Pen- und Pumpentherapie: Sofern mit dem Sport spätestens zwei Stunden nach Applikation begonnen wird, empfehlen Renner/Ruhland (1987) eine Reduktion von 50–75%, Frank (1987) eine Reduktion von 33–50%.
	Das Basalinsulin der Pentherapie sollte nicht reduziert werden, da es sonst zu einem Insulinmangel im Tagesabschnitt ohne Sport kommt. Ein unerwünschter Blutglukoseabfall soll hier durch Zusatz-BE verhindert werden.
	Die Basalrate der Pumpe sollte etwa eine Stunde vor dem Sport über die Dauer der sportlichen Aktivität drastisch reduziert (halbieren oder abstellen) werden. (Frank, 1987; Renner/Ruhland, 1987)

(Broteinheit)) aufnehmen (Howorka, 1987, 1; Hauner, 1988; Knick/Knick, 1985 290).

Die Tabellen 2 und 3 enthalten die wichtigsten Empfehlungen zur Anpassung der Therapie des TypI-Diabetes an sportliche Aktivitäten im Überblick.

Tabelle 3. Regeln zur Anpassung der Therapie des TypI-Diabetes an Sport längerer Dauer (über 2 h)

Anpassungs-maßnahmen	Empfehlungen, Hinweise
Insulindosis-reduktion bei der konventionellen Therapie	Sofern mit dem Sport spätestens zwei Stunden nach Applikation begonnen wird, empfehlen Renner/Ruhland (1987) eine Reduktion von 1.5–3 I.E. pro Stunde sportlicher Aktivität (1,5 I.E. bei niedriger Tagesinsulindosis, 3 I.E. bei hoher Tagesinsulindosis).
	Frank (1987) empfiehlt bei einer Bewegungsdauer von 3–5 h eine Reduktion von 30%, bei einer von 6–8 h eine Reduktion von 40% unter Einhaltung der gleichen Diät.
	Bei Sportausübung am Vormittag oder Abend: Normalinsulinanteil der Morgen- bzw. Abenddosis reduzieren. Bei Sportausübung mittags bzw. nachmittags: Verzögerungsanteil der Morgeninjektion reduzieren. Es muß mindestens um 20% reduziert werden. (Hauner, 1986)
	Initial Dosis um 2–4 I.E. reduzieren, dann dem tatsächlichen Bedarf anpassen (Dietze u. a., 1984, 303).
	Die Reduktion der morgendlichen Dosis um 4–6 I.E. z. B. vor einer Fahrradtour ist völlig unzureichend; um Hypoglykämien vermeiden zu können, muß die Dosis um mindestens 66% reduziert werden. Diabetische Marathonläufer praktizieren Dosisreduktionen von 80–90% und reduzieren auch noch die abendlichen Dosen, um Späthypoglykämien vorzubeugen. Die Insulininjektionen dürfen allerdings nicht weggelassen werden, da ohne Insulin die Einschleusung der Glukose in die Muskelzellen ausbleibt (Berger, 1988).
	Mondenard (1977) berichtet über Insulindosisreduktionen von durchschnittlich 75% während einer dreiwöchigen Fahrradtour über 900 km mit 30 13–17jährigen TypI-Diabetikern.
	Um der anhaltenden, gesteigerten Insulinsensitivität und dem Wiederaufbau des Leber- und Muskelglykogens nach einer tagsüber länger andauernden, sportlichen Aktivität Rechnung zu tragen, sollte auch die Abenddosis reduziert werden: z. B.: Normalinsulinanteil um 80–100%, Verzögerungsinsulinanteil um 20% (Kemmer, 1986, 45; Hauner, 1986; Bergis u. a., 1987; Berger, 1988; Breuer-Schüder, 1988, 67).

Tabelle 3 (Fortsetzung)

Anpassungs-maßnahmen	Empfehlungen, Hinweise
Insulindosis-reduktion bei der intensi-vierten Insulin-therapie	Bolusreduktion, Pen- und Pumpentherapie: Wie bei sportlichen Aktivitäten kürzerer Dauer (bis zu 2 h) werden Bolusreduktionen zwischen 33 und 75 % empfohlen, sofern mit dem Sport spätestens zwei Stunden nach Applikation begonnen wird (vergl. Tabelle 2). Ein Bolus kann u. U. auch reduziert werden, wenn der länger an-dauernde Sport unmittelbar davor getrieben wurde.

Basalinsulin, Pentherapie:
Bei einmaliger Applikation des Basalinsulins pro die keine Reduk-tion, da sonst mit Insulindefiziten zu rechnen ist. Ungewünschte Blut-glukoseabfälle sollen hier durch Zusatz-BE kompensiert werden (Renner/Ruhland, 1987; Frank, 1987).
Bei zweimaliger Applikation des Basalinsulins pro die kann eine Reduktion von 30–40 % angemessen sein (Frank, 1987).
Howorka (1987, 122) empfiehlt bei länger andauernden, sportlichen Aktivitäten Prandial- und Basalinsulinreduktionen von 40–60 %.

Basalrate, Pumpentherapie:
Basalrate 1 h vor dem Sport und über die Dauer der sportlichen Akti-vität abstellen oder reduzieren um 50–66 %, nach dem Sport Basalrate für 4–6 h um 25 % reduzieren. Ein Ablegen der Pumpe über den gan-zen Tag erfordert (reduzierte) Normalinsulinapplikationen in 4–5 Stunden-Rhythmus (Kemmer, 1985, 51; Frank, 1987).

Bei sportlichen Aktivitäten längerer Dauer empfiehlt es sich, beide Maßnah-men (Insulindosisreduktion und Zusatz-BE) kombiniert vorzunehmen, um dem erhöhten Kalorienbedarf während des Sports Rechnung zu tragen (Sauer, 1977; Berger u. a., 1982).

Renner/Ruhland (1987), Kemmer (1986, 44) und Breuer-Schüder (1988, 67) berichten, daß sportliche Aktivitäten am Abend zu nächtlichen Hypoglykämien führen können, wenn die hepatischen und muskulären Glykogendepots wieder aufgefüllt werden. Insulindosisreduktionen der Abendinjektion und eine Blutglu-koseselbstkontrolle vor der Bettruhe sowie eventuelle langsam resorbierbare Zusatz-BE sind in diesem Fall dringend zu empfehlen.

Blutglukoseanstiege 2–3 h nach dem Sport, die durch eine nicht angemessene Therapieanpassungsmaßnahme hervorgerufen sein könnten, sollten mit Normal-insulin nach der 30er-Regel kompensiert werden: 1 I.E. senkt die Blutglukosekon-zentration durchschnittlich um 30 mg/dl (Frank, 1987). Wurde die Insulindosis bzw. Diät schon für eine geplante sportliche Aktivität angepaßt, die dann aber ausfällt, sollte ebenfalls durch Normalinsulinkorrektur eine Normoglykämie aufrecht erhalten werden (Walter, 1988; Kemmer, 1986, 30).

2.3 Entwicklung und Fragestellungen der eigenen Untersuchung

Über Erfahrungen mit Diabetikersportgruppen liegen Berichte aus dem medizinischen Bereich von Weicker u. a. (1977), Dahl-Jörgensen u. a. (1980), Ludvigsson u. a. (1980), Wallberg-Henriksson u. a. (1982 u. 1986), Zinman u. a. (1984), Landt u. a. (1985) und Dissertationen von Dienerowitz (1982) und Biegerl (1984) vor. Im Vordergrund stand für die Autoren vor allen Dingen die Untersuchung des Einflusses von Trainingsprogrammen auf verschiedene Blutparameter, die Stoffwechseleinstellung und die kardiopulmonale Leistungsfähigkeit von TypI-Diabetikern.

Kritisch muß bemerkt werden, daß die bisherigen Experimente z. T. ein wissenschaftlich unzureichendes experimentelles Design haben, weil auf die Untersuchung einer Kontrollgruppe verzichtet wurde. Zudem weisen die Dissertationen von Dienerowitz (1982) und Biegerl (1984) Mängel in den Fragebogenerhebungen und in der statistischen Auswertung auf, so daß die Aussagekraft dieser Untersuchungen eingeschränkt ist.

Zentrales Thema der vorliegenden Arbeit und bislang unbearbeitete Problematik ist die sportartspezifische Erarbeitung und Überprüfung von Regeln über die Anpassung der Therapie des TypI-Diabetes zur Verhinderung bewegungsinduzierter Hypoglykämien. Bislang fehlen umfangreichere praxiorientierte Untersuchungen zu dieser Problematik. Die bisher vorliegenden Empfehlungen zur Therapieadaption bei sportlicher Aktivität (s. Kapitel 2.2) entstammen größtenteils den Erfahrungen der Autoren mit ihren Patienten und nicht kontrollierten Studien. Dadurch bestehen z. T. deutliche Unterschiede in den vorliegenden Ratschlägen zur Therapieadaption. Untersuchungen zur Anpassung von Insulinbehandlung und Diät bei länger andauernden sportlichen Aktivitäten sind relativ selten.

In einem Diabetikersportgruppenexperiment sollen deshalb verschiedene Freizeitsportarten mit TypI-Diabetikern durchgeführt werden. Hierbei steht die Vermittlung und Erprobung der Therapieanpassung bei sportlicher Aktivität im Vordergrund. In den Sportgruppen sollen die bislang vorliegenden Empfehlungen über die Anpassung der Diabetestherapie zur Verhinderung bewegungsinduzierter Hypoglykämien vermittelt und gezeigt werden, wie durch eine angemessene Berücksichtigung der blutglukosesenkenden Wirkung verschiedener Ausdauersportarten Hypoglykämien mit destabilisierenden Folgen für den Stoffwechsel verhindert werden können. Dabei sollen sportartspezifische und therapieformspezifische Unterschiede berücksichtigt werden. Weiterhin soll untersucht werden, inwieweit die speziell entwickelten Schulungs- und Sportprogramme in Ergänzung und zur Unterstützung der Diabetestherapie eingesetzt werden können, um eine Verbesserung einiger leistungs- und stoffwechselphysiologischer Variablen zu erzielen. Zusätzlich werden eine Reihe von Parametern zur Therapieadaption erfaßt, dargestellt und diskutiert.

Aufgrund der zahlreichen präventiven Trainingseffekte sollten im besonderen Maße auch TypI-Diabetiker zu sportlicher Aktivität motiviert werden. In diesem Zusammenhang ist es interessant, die Prädiktoren für eine langfristige sportliche

Betätigung zu analysieren. Um dieser Frage zumindest in Teilaspekten nachgehen zu können, wird im Diabetikersportgruppenexperiment untersucht, inwiefern sich die Einstellung zum Sport und die aktuelle Befindlichkeit durch verschiedene Freizeitsportarten beeinflussen lassen. Zwar wird die Korrelation zwischen der Einstellung zu sportlicher Aktivität und dem tatsächlichem Verhalten, also der Ausübung einer Sportart, kontrovers diskutiert, eine positive Einstellung zum Sport führt jedoch wahrscheinlich auch zu vermehrter sportlicher Betätigung (Singer, 1985a). Ebenso schlüssig ist die Annahme, daß sportliche Aktivitäten mit einer hohen Veränderung der aktuellen Befindlichkeit im stärkeren Maße dazu beitragen könnten, daß die sportliche Betätigung in Eigeninitiative selbständig längerfristig fortgeführt wird.

Da Ausdauersportarten für das Training des kardiovaskulären Systems eine besondere Bedeutung zukommen, werden im Diabetikersportgruppenexperiment drei Ausdauersportprogramme (Waldlauf, Schwimmen, Radfahren) durchgeführt. Als vierte Sportart wurde Kegeln als sportliche Aktivität mit höherem sozialintegrativen Wert ausgewählt.

Durch das Diabetikersportgruppenexperiment sollen die folgenden Hypothesen (hier noch nicht als Forschungshypothesen formuliert, s. dazu Kapitel 3.1.1) untersucht werden:

1. TypI-Diabetiker sind bei entsprechender Schulung und Anleitung in der Lage, nach den Ergebnissen ihrer Stoffwechselselbstkontrollen die notwendigen Hypoglykämieprophylaxen adäquat zu dosieren. Die Teilnehmer trauen sich eine komplikationslose Integration sportlicher Aktivitäten in die Diabetestherapie unter Erhalt oder zur Wiederherstellung einer Normoglykämie selbst zu.
2. Es ist möglich, die aktuelle Stoffwechsellage durch Sport gezielt zu verbessern. Durch das Schulungs- und Sportprogramm kommt es zu einer optimaleren metabolischen Kontrolle (gemessen am HbA_1/HbA_{1c}).
3. Durch die Teilnahme am Sportprogramm lassen sich einige ausgewählte leistungsphysiologische Parameter (PWC_{170}, Ruheherzfrequenz, Vitalkapazität, forciertes Expirationsvolumen und Lactat) verbessern.
4. Die Einstellung zu sportlicher Aktivität wird durch das Schulungs- und Sportprogramm verändert.
5. Die aktuelle Befindlichkeit wird durch Sport positiv beeinflußt.

Dabei ist von Interesse, ob sich die abhängigen Variablen durch die verschiedenen Freizeitsportarten verändern und inwieweit diese Veränderungen sportartspezifisch unterschiedlich sind. Untersucht werden soll auch die Frage, ob es bezüglich der Therapieanpassung therapieformspezifische Unterschiede gibt. Schließlich sollen noch einige interessante Zusammenhänge analysiert werden, z. B.:
Besteht zwischen der PWC_{170} und dem Belastungslactat ein Zusammenhang?
Besteht zwischen der Einstellung zum Sport und dem sportiven Verhalten ein Zusammenhang?

Um die Integration langandauernder sportlicher Aktivitäten in die Therapie des TypI-Diabetes evaluieren zu können, wurden zwei von der täglichen Belastungsdauer und -intensität her vergleichbare Fahrradreisen durchgeführt. Neben den Auswirkungen auf die Stoffwechseleinstellung ist hier auch die Frage interessant, ob sich die durchschnittliche, individuelle Insulineinsparung der ersten Reise bei der zweiten replizieren läßt.

Hauptfragestellung des dritten Teiles im Rahmen der praktischen Untersuchungen der Dissertation ist der Einfluß der Belastungsintensität auf den Blutglukoseabfall durch ein Fahrradergometerexperiment. In der Literatur liegen hierzu divergierende Erkenntnisse vor.

Die Arbeiten von Tanton/Nazar (1977) und Pruett/Maehlum (1973) sprechen dafür, daß körperliche Belastungen mit mittleren Belastungsintensitäten stärker hypoglykämisierend sind als hohe Arbeitsbelastungen. Die Autoren erklären dieses Phänomen durch die höheren kontrainsulinären Hormonspiegel, die im hohen Belastungsbereich zu überschießenden Glukoseabgaben der Leber führen. Nach Dietze (1984, 301) sind Ausdauerleistungen im Bereich von 50–70% der maximalen Leistungsfähigkeit am hypoglykämiegefährlichsten.

Im Widerspruch dazu behaupten Kemmer/Berger (1983) und Renner/Ruhland (1987) ein Ansteigen des Blutglukoseabfalls mit der Belastungsintensität. Woweries u. a. (1977) fanden in ihrer Untersuchung einen identischen Blutglukoseabfall bei Ergometriebelastungen mit einer Herzfrequenz von durchschnittlich 150 und 180 Schlägen/min. Nach Mitchell u. a. (1988) führt eine kurze, intensive Muskelarbeit im Auslastungsbereich bei TypI-Diabetikern, genau wie beim Nichtdiabetiker, überwiegend zu einem Blutglukoseanstieg. Maidorn (1977) fand bei seiner Untersuchung nach 6minütiger, erschöpfender Fahrradergometerarbeit (2 Watt/kg KG) eher einen Blutglukoseabfall.

Die bisher vorliegenden Ergebnisse über den Zusammenhang zwischen der Belastungsintensität und dem Blutglukoseabfall umfassen oft Aussagen über die Blutglukoseveränderung bei nur einer bzw. zwei Belastungsstufen und sind insgesamt schwer interpretierbar, da die Versuche unter unterschiedlichen Voraussetzungen durchgeführt wurden (Versuchsdurchführung mit bzw. ohne Insulinentzug, Differenzen in der Belastungsdauer, im Trainingszustand und im Untersuchungszeitpunkt).

Im Fahrradergometerexperiment der Dissertation sollen die Blutglukoseveränderungen von TypI-Diabetikern über das gesamte Belastungsintensitätsspektrum der aeroben bis partiell anaeroben Ausdauerleistungsfähigkeit untersucht werden. Die höchste Belastungsstufe soll dabei bei der aerob-anaeroben Schwelle (nach Mader u. a., 1976) liegen, d. h. die Belastungslactatkonzentration soll den Wert von 4 mmol/l erreichen und möglichst nicht wesentlich überschreiten. Nach Hollmann u. a. (1986) kennzeichnet die aerob-anaerobe Schwelle diejenige Ausdauerbelastungsintensität, die im maximalen Lactat-Steady-state über 20–30 min ununterbrochen durchgehalten werden kann.

Eine weitere Fragestellung der Dissertation ist die Notwendigkeit der Aufnahme von Zusatz-BE nach dem Sport. Berger u. a. (1982), Berger (1985 u. 1988), Kemmer (1984 u. 1986, 35) und Breuer-Schüder (1988, 55) empfehlen, daß auch nach der sportlichen Aktivität der Verzehr von zusätzlichen Kohlenhydraten notwendig sei, um dem durch die gesteigerte Insulinsensitivität resultierenden erhöhten Leber- und Muskelglykogenaufbau Rechnung zu tragen. Dieser habe nach dem Sport einen anhaltenden Blutglukoseabfall zur Folge. Dienerowitz (1987) berichtet, daß bei den Teilnehmern der Heidelberger Diabetikersportgruppe (n=10–14, Alter Ende 20 bis Mitte 50) die Blutglukosekonzentration nach dem Sport meistens weiter abfällt. Bei höheren Blutglukosewerten vor dem Sport erfolge allerdings auch oft ein Blutglukoseanstieg nach dem Sport.

Einige Ergometrieuntersuchungen über Blutglukoseveränderungen bei TypI-Diabetikern (Pruett/Maehlum, 1973; Woweries u. a., 1977; Viehrig, 1977; Berger u. a., 1977) deuten jedoch daraufhin, daß die Blutglukosekonzentation in der Erholungsphase eher tendentiell ansteigt. Erklärt werden könnte dieses Phänomen durch die noch anhaltende hepatische Glukosenachlieferung, dem Wegfall der Muskelarbeit und einer im Durchschnitt, insbesondere nach kurzfristiger Betätigung, offensichtlich doch nicht so stark ausgeprägten, gesteigerten Insulinsensitivität, die ja für einen weiteren Blutglukoseabfall verantwortlich wäre.

Die Untersuchung der Entwicklung der Erholungsblutglukosekonzentration im Fahrradergometerexperiment wie auch das Verhalten der Teilnehmer des Diabetikersportgruppenexperiments in bezug auf die Aufnahme von Zusatz-BE nach dem Sport sollen zur weiteren Klärung dieser Problematik beitragen.

Das Diabetikersportgruppenexperiment wird als quasiexperimentelle Feldstudie und das Fahrradergometerexperiment als quasiexperimentelle Laborstudie angelegt, da es sich bei den Versuchs- und Kontrollgruppen jeweils um Gelegenheitsstichproben handelt (Bortz, 1984, 36). Damit die Meßresultate der Versuchspersonen untereinander vergleichbar sind, sollten – wenn möglich – die Ergebnisse nur derjenigen Probanden ausgewertet werden, die durch viele gemeinsame Merkmale charakterisiert sind (Warwitz, 1976, 60). Ein Nachteil maximaler Homogenität ist allerdings die resultierende, geringe Generalisierbarkeit der Ergebnisse und damit eine Abnahme der externen Valdität, weshalb ein mittleres Maß von Heterogenität angestrebt werden sollte (Hartig, 1975, 137).

Zur Erhöhung der internen Validität des Diabetikersportgruppen- und des Fahrradergometerexperiments ist vorgesehen, personengebundene und untersuchungsbedingte Störvariablen bestmöglich zu kontrollieren (Bortz, 1984, 402).

3 Methodik

3.1 Diabetikersportgruppenexperiment

3.1.1 Hypothesen

Durch das Diabetikersportgruppenexperiment sollen die folgenden Veränderungs-, Unterschieds- und Zusammenhangshypothesen geprüft werden:

3.1.1.1 Veränderungshypothesen

a) Stoffwechseleinstellung

$H_{V1}(1)$: Das HbA_1/HbA_{1c} verändert sich bei den Sportgruppen.

$H_{V2}(1)$: Die mittlere Blutglukosekonzentration verändert sich bei den Sportgruppen an Tagen mit sportlicher Aktivität im Vergleich zu Tagen ohne Sport.

$H_{V3}(1)$: Der Index „Einsatz von Sport zur gezielten Verbesserung der Blutzuckereinstellung" verändert sich bei den Sportgruppen.

b) Physiologische Parameter

$H_{V4}(1)$: Der Leistungsfähigkeitsparameter „relative PWC_{170}" verbessert sich bei den Sportgruppen.

$H_{V5}(1)$: Die respiratorischen Leistungsparameter „Vitalkapazität (VC)" und das „forcierte Expirationsvolumen innerhalb der ersten sec (FEV1)" verbessern sich bei den Sportgruppen.

$H_{V6}(1)$: Die Ruheherzfrequenz nimmt bei den Sportgruppen ab.

$H_{V7}(1)$: Die Belastungs- und Erholungslactatkonzentration einer definierten 3-Stufen-Fahrradergometrie nimmt bei den Sportgruppen ab.

c) Therapieadaption

$H_{V8}(1)$: Der Index „Selbsteinschätzung der Therapieanpassungsfähigkeit" verändert sich bei den Sportgruppen.

d) Einstellung zum Sport

$H_{V9}(1)$: Die Einstellung zum Sport verändert sich bei den Sportgruppen.

e) Aktuelle Befindlichkeit

$H_{V10}(1)$: Die aktuelle Befindlichkeit verändert sich bei sportlicher Betätigung.

3.1.1.2 Unterschiedshypothesen

Die Formulierung von Hypothesen bezüglich sportartspezifischer Unterschiede in der Veränderung der abhängigen Variablen zur Stoffwechseleinstellung entfällt, da intendiert war, die Stoffwechseleinstellung unter sportlicher Betätigung unabhängig von der Sportart zu optimieren.

a) Physiologische Parameter

$H_{U1}(1)$: Die Verbesserung der relativen PWC_{170} ist sportartspezifisch unterschiedlich.

$H_{U2}(1)$: Die Verbesserungen von VC und FEV1 sind sportartspezifisch unterschiedlich.

$H_{U3}(1)$: Die Verbesserung der Ruheherzfrequenz ist sportartspezifisch unterschiedlich.

$H_{U4}(1)$: Die Verbesserungen der Belastungs- und Erholungslactatkonzentration einer definierten 3-Stufen-Fahrradergometrie sind sportartspezifisch unterschiedlich.

Anmerkung: Die Prüfung der Unterschiedshypothesen $H_{U1}(1)$ bis $H_{U4}(1)$ sowie $H_{U10}(1)$ bis $H_{U12}(1)$ ist nur dann sinnvoll und wird auch nur dann vorgenommen, wenn bei den entsprechenden Veränderungshypothesen $H_{V4}(1)$ bis $H_{V10}(1)$ die Veränderung bei mindestens einer Gruppe signifikant ist.

b) Therapieadaption

$H_{U5}(1)$: Die Verbesserung der aktuellen Stoffwechsellage ist sportart- und therapieformspezifisch unterschiedlich.

$H_{U6}(1)$: Die Berücksichtigung der Stoffwechselauswirkungen durch Ausdauersport ist sportart- und therapieformspezifisch unterschiedlich.

$H_{U7}(1)$: Die relative Häufigkeit von Hypoglykämien ist sportart- und therapieformspezifisch unterschiedlich.

$H_{U8}(1)$: Die relative Häufigkeit von Blutglukoseanstiegen ist sportart- und therapieformspezifisch unterschiedlich.

$H_{U9}(1)$: Der durchschnittliche Blutglukoseabfall in mg/dl ohne vorherige Anpassungsmaßnahmen bezogen auf eine Bewegungsdauer von 45 min ist sportartspezifisch unterschiedlich.

$H_{U10}(1)$: Die Veränderung in der Selbsteinschätzung der Therapieanpassungsfähigkeit ist sportart- und therapieformspezifisch unterschiedlich.

c) Einstellung zum Sport

$H_{U11}(1)$: Die Veränderung in der Einstellung zum Sport ist sportartspezifisch unterschiedlich.

d) Aktuelle Befindlichkeit

$H_{U12}(1)$: Die Veränderung in der aktuellen Befindlichkeit ist sportartspezifisch unterschiedlich.

3.1.1.3 Zusammenhangshypothesen

a) Stoffwechseleinstellung

$H_{Z1}(1)$: Zwischen der Therapieform und dem Einsatz von Sport zur gezielten Verbesserung der Blutzuckereinstellung besteht ein Zusammenhang.

b) Physiologische Parameter

$H_{Z2}(1)$: Zwischen der relativen PWC_{170} und der Belastungslactatkonzentration einer definierten 3-Stufen-Fahrradergometrie besteht ein Zusammenhang.

$H_{Z3}(1)$: Zwischen dem Ausmaß an sportlicher Betätigung im vergangenen Jahr und der relativen PWC_{170} besteht ein Zusammenhang.

c) Therapieadaption

$H_{Z4}(1)$: Zwischen dem Ausmaß an sportlicher Betätigung im vergangenen Jahr und der Selbsteinschätzung der Therapieanpassungsfähigkeit besteht ein Zusammenhang.

$H_{Z5}(1)$: Zwischen der Berücksichtigung der Stoffwechselauswirkungen durch Ausdauersport und der Selbsteinschätzung der Therapieanpassungsfähigkeit besteht ein Zusammenhang.

d) Einstellung zum Sport

$H_{Z6}(1)$: Zwischen der Einstellung zum Sport und dem Ausmaß an sportlicher Betätigung im vergangenen Jahr besteht ein Zusammenhang.

3.1.2 Design

Bei dem Design des Diabetikersportgruppenexperiments handelt es sich um einen einfaktoriellen Versuchsplan mit zwei Experimentalgruppen, einer Eigenwartegruppe als Kontrolle und zwei weiteren Kontrollgruppen, jeweils mit Pre- und Postmeßzeitpunkten (s. Abb. 2).

Durch dieses Mehrgruppenexperiment kann geklärt werden, ob und inwieweit zwei stoffwechselintensivere Sportarten (Waldlauf, Schwimmen) in Vergleich zu zwei stoffwechselextensiveren (Radfahren, Kegeln) Einflüsse auf die abhängigen Variablen haben und ob die Effekte zwischen den Gruppen differieren. Kontrollgruppe 3 dient zur Beantwortung der Frage, ob außerhalb des Sportprogramms einwirkende Störvariablen (z. B. zwischenzeitliche sportliche Betätigung, zwischenzeitliches Geschehen, Testwirkungen, Lernen der Probanden) Änderungen in den abhängigen Variablen bewirken. Damit kann geprüft werden, ob

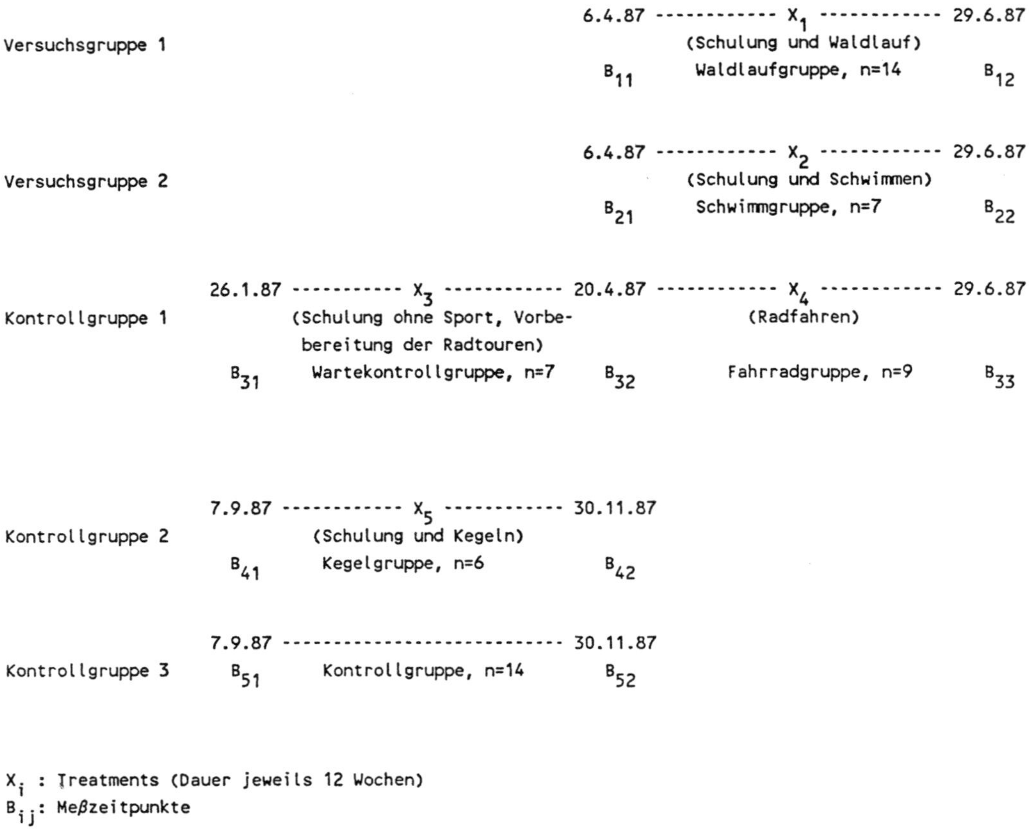

```
                                       6.4.87 ------------ X₁ ------------ 29.6.87
Versuchsgruppe 1                              (Schulung und Waldlauf)
                                    B₁₁       Waldlaufgruppe, n=14              B₁₂


                                       6.4.87 ------------ X₂ ------------ 29.6.87
Versuchsgruppe 2                              (Schulung und Schwimmen)
                                    B₂₁       Schwimmgruppe, n=7               B₂₂


                 26.1.87 ---------- X₃ ------------ 20.4.87 ------------ X₄ ------------ 29.6.87
Kontrollgruppe 1        (Schulung ohne Sport, Vorbe-              (Radfahren)
                         bereitung der Radtouren)
                 B₃₁     Wartekontrollgruppe, n=7    B₃₂     Fahrradgruppe, n=9        B₃₃



                  7.9.87 ------------ X₅ ------------ 30.11.87
Kontrollgruppe 2         (Schulung und Kegeln)
                  B₄₁    Kegelgruppe, n=6                 B₄₂


                  7.9.87 -------------------------- 30.11.87
Kontrollgruppe 3  B₅₁    Kontrollgruppe, n=14           B₅₂
```

X_i : Treatments (Dauer jeweils 12 Wochen)
B_{ij}: Meßzeitpunkte

Abb. 2. Design des Diabetikersportgruppenexperiments

Differenzen in den abhängigen Variablen auch tatsächlich auf die Sportprogramme zurückzuführen sind oder diese nur oder zumindestens auch aufgrund der Wirkung von Störvariablen zustandegekommen wären (Willimczik/ Singer, 1985).

Mit der Kontrollgruppe 1 wird zwischen B_{31} und B_{32} als Wartekontrollgruppe zusätzlich untersucht, welche Effekte das Schulungsprogramm allein und unspezifische, nicht-sportliche Aktivitäten bewirken. Außerdem dient die Wartekontrollgruppe als Kontrollgruppe für die Erfassung der Veränderung der aktuellen Befindlichkeit.

3.1.3 Meßinstrumente und Meßmethodik

An den Meßzeitpunkten B_{ij} wurden von jedem Probanden die in Tabelle 4 aufgeführten Variablen erhoben. Tabelle 4 informiert gleichzeitig über die verwendeten Meßinstrumente und die Meßmethodik.

Tabelle 4. Variablen, Meßinstrumente und Meßmethodik beim Diabetikersportgruppenexperiment

Variable	Meßinstrument	Meßmethodik
a) Stoffwechsel-einstellung		
HbA$_1$ und HbA$_{1c}$	Bio-Rad Diamat Vollautomatisches Analysensystem zur Bestimmung von glykierten Hämoglobinen	HPLC-Säulenchromatographie Normbereich für HbA$_1$: 5–8% für HbA$_{1c}$: 4–6% Meßfehler: 3%
mittlere Blutglu-kosekonzentration (BG) an Tagen ohne Sport	Bestimmung von 2–4 Blutglukosetages-profilen von jedem Probanden selbst	arithmetisches Mittel aus den Blutglukose-tagesmittelwerten
mittlere Blutglu-kosekonzentration (BG) an Tagen mit Sport	Bestimmung von 1–2 Blutglukosetages-profilen von jedem Probanden selbst	arithmetisches Mittel aus den Blutglukose-tagesmittelwerten
Einsatz von Sport zur gezielten Ver-besserung der Blutzucker-einstellung	selbstkonstruierter Fragebogen (s. Kapitel 9.3)	Errechnung eines Likert-Skalenwertes nach der Methode des summierten Ratings (s. Kapitel 9.4.1)
b) Physiologische Parameter		
relative PWC$_{170}$	Fahrradergometer Seca-cardiotest, Modell 541 mit mikroprozessor-geregelter, elek-trischer Wirbel-strombremse	3-Stufen-Fahrradergometrie einschließlich EKG zum Ausschluß eventuell bestehender Herzanomalien Männer: 75, 100, 125 Watt; Frauen: 50, 75, 100 Watt Steigerung jeweils alle 2 min Die Pedalumdrehungszahl des Fahrradergo-meters lag entsprechend den Empfehlungen von Löllgen und Ulmer (1985) bei 50 ± 10 U/min, wodurch ein minimaler Energieumsatz bei gleicher Leistung gewährleistet ist. Luft-druck, Raumtemperatur und Luftfeuchtigkeit wurden notiert; Abweichungen von den Stan-dardisierungsvorschriften (Löllgen/Ulmer, 1985) wurden nicht festgestellt. Die absolute PWC$_{170}$ wurde graphisch durch lineare Extrapolation bestimmt (s. Kapitel 9.5).

Tabelle 4 (Fortsetzung)

Variable	Meßinstrument	Meßmethodik
Herzfrequenz (HF)	Seca-cardiotest, Modell 541	HF-Messung über Ohrclip durch Ohrläpp-chenkontaktmessung. Sofern ein EKG ge-schrieben wurde, erfolgte die HF-Messung über die R-Zacke einer der sechs EKG-Ablei-tungen. Erfaßt wurde der 5-sec-Durchschnittswert je-weils am Ende der im Untersuchungsplan (s. Kapitel 9.5) angegebenen min.
Blutdruck	Manschette, Mano-meter, Stethoskop	Auskultatorisch nach Riva-Rocci jeweils am Ende der im Untersuchungsplan (s. Kapitel 9.5) angegebenen min.
Vitalkapazität (VC), forciertes Expira-tionsvolumen innerhalb der ersten sec (FEV1)	Spirometer mit Rechner der Firma Vitalograph	Meßbalgmethode Die VC und das FEV1 wurde in % des Soll-wertes für Probanden gleicher Körpergröße, gleichen Alters und Geschlechts erfaßt, um eine Vergleichbarkeit der Daten für die stati-stische Auswertung zu erhalten.
Lactatkonzentration	Digitalphotometer 6114 S der Firma Eppendorf	Vollenzymatischer UV-Test, Mikromethode der Firma Boehringer Mannheim GmbH. Bestimmung aus dem enteiweißten Über-stand einer arterialisierten Vollblutprobe (20 µl) des hyperämisierten Ohrläppchens. Blutprobenentnahme jeweils am Ende der im Untersuchungsplan (s. Kapitel 9.5) angege-benen min. Normbereich: 1.0–1.8 mmol/l im Nüchtern-blut (venös)
c) Therapie-adaption		
Selbsteinschätzung der Therapie-anpassungsfähigkeit	selbstkonstruier-ter Fragebogen (s. Kapitel 9.3)	Errechnung eines Likert-Skalenwertes nach der Methode des summierten Ratings (s. Kapitel 9.4.2)
d) Einstellung zum Sport	ATPA-D-Skalen von Singer u. a. (1980)	Erfassung der Einstellung zum Sport durch eine sechsdimensionale Skala. Für jede der sechs Subskalen wird ein Likert-Skalenwert ermittelt.

Aus den Protokollierungen der Anpassung der Diabetestherapie während des Sports, die jeder Proband selbst vorgenommen hat, wurden die in Tabelle 5 aufgeführten Variablen bestimmt. Tabelle 5 informiert gleichzeitig über die

Tabelle 5. Variablen zur Therapieadaption beim Diabetikersportgruppenexperiment (Fortsetzung)

Variable zur Therapieadaption	Meßmethodik
Verbesserung der aktuellen Stoffwechsellage	Errechnung eines Likert-Skalenwertes nach der Methode des summierten Ratings (s. Kapitel 9.4.3)
Berücksichtigung der Stoffwechselauswirkungen durch Ausdauersport	Errechnung eines Likert-Skalenwertes nach der Methode des summierten Ratings (s. Kapitel 9.4.4)
relative Häufigkeit von Hypoglykämien	Bezogen auf die wahrgenommenen Sporttermine wird die relative Häufigkeit eines Zielblutglukosewertes unter 50 mg/dl angegeben. Hypoglykämien, die während des Sports auftraten, werden hier mit zugezählt.
relative Häufigkeit von Blutglukoseanstiegen	Bei einem Ausgangsblutglukosewert über 120 mg/dl wird die relative Häufigkeit von Blutglukoseanstiegen, bezogen auf die wahrgenommenen Termine, errechnet.
durchschnittlicher Blutglukoseabfall in 45 min (mg/dl)	Sofern unmittelbar vor dem Sport keine Zusatz-BE und auch kein Normalinsulin aufgenommen wurden, d. h. bei hyperglykämischen Ausgangsblutglukosewert, wird für jeden Probanden das arithmetische Mittel aus den erzielten Blutglukoseabfällen (in mg/dl) errechnet. Der Blutglukoseabfall wird für alle Sportgruppen auf eine Bewegungsdauer von 45 min bezogen. Dazu wurden die Blutglukoseabfälle der Fahrrad- und Kegelgruppe halbiert gewertet, denn die Bewegungsdauer betrug in diesen Gruppen durchschnittlich 90 min.
	Alle Blutglukosewerte des Diabetikersportgruppenexperiments wurden mit den Teststreifen Haemo-Glukotest 20-800R der Firma Boehringer Mannheim GmbH durch Reflektometer-Auswertung (Reflolux II) bestimmt.

Zur Erfassung der aktuellen Befindlichkeit wurde jedem Probanden der Sportgruppen und der Wartekontrollgruppe alle zwei Wochen die Eigenschaftswörterliste von Abele/Brehm (1984) in der zweiten Fassung jeweils vor und nach dem Zusammensein vorgelegt. Der Befindlichkeitszustand wird durch eine Liste von Eigenschaftswörtern gemessen, die aus acht verschiedenen Subbereichen stammen.

Von jedem dieser acht Befindlichkeitsskalen wird als Rohwert zur Erfassung des Befindlichkeitszustandes der Anteil der mit „ja" beantworteten Adjektive genommen. Geschlechtsunterschiede wurden bei der Entwicklung der Skalen von den Autoren nicht gefunden (Abele-Brehm/Brehm, 1986).

3.1.4 Beschreibung der Stichproben

3.1.4.1 Allgemeine Merkmale

Durch eine umfangreiche Informationsaktion bei allen bekannten Berliner Diabeteszentren und Diabetologen wurde versucht, eine repräsentative Teilnehmerstichprobe sportinteressierter TypI-Diabetiker für die Sportprogramme des Diabetikersportgruppenexperiments zu gewinnen. Eine Zuteilung der Probanden zu den Versuchs- und Kontrollgruppen war weder durch Parallelisierung noch durch Randomisierung möglich, da die Gruppen je nach Interesse und körperlicher Leistungsfähigkeit zusammengestellt wurden. Entsprechende Untersuchungen werden in der Literatur als quasiexperimentell eingestuft und müssen nach den Richtlinien für quasiexperimentelle Experimente ausgewertet werden (Campbell/Stanley, 1970; Bortz, 1984, 403). Da es sich um Gelegenheitsstichproben handelt, müssen Personen-Störvariablen kontrolliert werden (s. Kapitel 3.1.4.4).

In der Waldlaufgruppe kam es zu drei, in der Schwimmgruppe zu vier, in der Fahrradgruppe zu zwei und in der Kegelgruppe zu fünf sofortigen „Drop-outs". Als Gründe wurden terminliche Engpässe oder gesundheitliche Schwierigkeiten angeführt, die zu der Nichtteilnahme am gesamten Sportprogramm führten. Negativeffekte der Sportprogramme als Ursache kommen dafür also nicht in Betracht. Von den 14 „Drop-outs" erklärten sich 10, die alle nicht am Schulungsprogramm teilgenommen hatten, bereit, zur Kontrollgruppe 3 zu gehören, d. h. den zweiten Untersuchungszyklus nach 12 Wochen noch einmal mitzumachen. Bei freiwilligen Sportprogrammangeboten bei denen sich die Teilnehmer selbst aussuchen können, in welche der Gruppen sie kommen, ergibt sich möglicherweise eine Gruppenungleichheit in bezug auf das Interesse und die angestrebten Ziele, denn gewöhnlich nehmen die Motivierteren an den Sportprogrammen teil (Weiss, 1974, 97). Eine Nicht-Äquivalenz zwischen der Kontrollgruppe 3 und den übrigen Gruppen aufgrund der Selbstselektion der Teilnehmer muß jedoch nicht angenommen werden, da, wie gerade erwähnt, 10 der 14 Probanden aus Kontrollgruppe 3 anfänglich vorhatten, an einem der Sportprogramme teilzunehmen, dann aber lediglich aus terminlichen oder gesundheitlichen Gründen nicht teilnehmen konnten.

3.1.4.2 Anthropometrische Daten

Der Tabelle 6 können jeweils für die einzelnen Gruppen sowie für die Gesamtprobandenzahl die statistischen Kennwerte der anthropometrischen Daten entnommen werden. Tabelle 6 zeigt, daß das Durchschnittsalter der Teilnehmer 35 Jahre beträgt; nur sehr wenige jüngere TypI-Diabetiker konnten zur Teilnahme am Diabetikersportgruppenexperiment motiviert werden. Die Teilnehmer sind im Durchschnitt normalgewichtig und bezüglich der durchschnittlichen Ruheherzfrequenz und des Ruheblutdruckes unauffällig. Der Tabelle können keine auffallenden geschlechtsspezifischen Unterschiede entnommen werden.

Tabelle 6. Anthropometrische Daten der Teilnehmer des Diabetikersportgruppenexperiments

		Alter (Jahre)	Broca-Index[1]		Ruheherzfrequenz (Schläge pro min)		syst. Ruheblutdruck (mm Hg)		diast. Ruheblutdruck (mm Hg)	
			m	w	m	w	m	w	m	w
Waldlaufgruppe	$\bar{x}$	38	0.99	0.98	80	84	123	120	84	83
n = 14	SEM	2	0.03	0.04	5	5	5	5	2	2
m = 8 w = 6	(min, max)	(20, 49)	(0.88, 1.17)	(0.87, 1.08)	(65, 106)	(72, 102)	(105, 150)	(105, 140)	(75, 90)	(80, 95)
Schwimmgruppe	$\bar{x}$	33	0.94	0.97	87	85	124	105	84	75
n = 7	SEM	4	0.02	0.04	5	4	7	0	2	0
m = 5 w = 2	(min, max)	(24, 52)	(0.90, 1.00)	(0.93, 1.00)	(74, 98)	(81, 88)	(110, 150)	(105, 105)	(80, 90)	(75, 75)
Fahrradgruppe	$\bar{x}$	31	0.92	1.05	76	86	121	129	84	86
n = 9	SEM	4	0.05	0.05	5	3	5	2	3	1
m = 5 w = 4	(min, max)	(14, 55)	(0.82, 1.06)	(0.92, 1.15)	(65, 92)	(80, 92)	(105, 130)	(125, 135)	(75, 90)	(85, 90)
Kegelgruppe	$\bar{x}$	48	0.91	1.18	85	81	128	123	87	85
n = 6	SEM	1	0.06	0.16	4	4	6	4	2	3
m = 3 w = 3	(min, max)	(44, 52)	(0.80, 1.00)	(0.89, 1.45)	(80, 93)	(76, 89)	(120, 140)	(115, 130)	(85, 90)	(80, 90)
Kontrollgruppe	$\bar{x}$	32	0.93	1.03	90	84	120	121	81	81
n = 14	SEM	2	0.04	0.09	3	4	4	6	2	1
m = 7 w = 7	(min, max)	(16, 48)	(0.77, 1.05)	(0.74, 1.36)	(84, 103)	(74, 105)	(110, 145)	(95, 140)	(75, 90)	(75, 85)
Insgesamt	$\bar{x}$	35	0.95	1.03	84	84	123	121	84	83
n = 50	SEM	1	0.02	0.04	2	2	2	3	1	1
m = 28 w = 22	(min, max)	(14, 55)	(0.77, 1.17)	(0.74, 1.45)	(65, 106)	(72, 105)	(105, 150)	(95, 140)	(75, 90)	(75, 95)

[1] Broca-Index := $\dfrac{\text{Körpergewicht in kg}}{\text{Körpergröße in cm minus 100}}$

3.1.4.3 Therapiespezifische Merkmale

Die Tabelle 7 informiert über die statistischen Kennwerte der Diabetesdauer und der Tagesinsulindosis sowie über die Häufigkeiten der Therapieformen.

Da die Tagesinsulindosis im wesentlichen von der Diabetesdauer, die sich zwischen den Gruppen statistisch nicht signifikant unterscheidet (s. Kapitel 3.1.4.4), und dem Körpergewicht abhängt (Howorka, 1987, 41), ist im Schnitt die Tagesinsulindosis der Männer gegenüber der der Frauen erwartungsgemäß größer.

Keiner der Teilnehmer wies klinische Anzeichen einer diabetischen Retinopathie, Nephropathie oder Neuropathie auf, die für sportliche Aktivitäten kontraindikativ gewesen wären. Alle Probanden waren gemäß einer sportärztlichen Untersuchung sporttauglich.

Tabelle 7 kann entnommen werden, daß schon 56% aller Teilnehmer mit der intensivierten Insulintherapie (Pen oder Pumpe) eingestellt sind. Auf die Frage, wie hoch der Anteil der Basalinsulindosis an der Gesamttagesinsulindosis ist, antworteten die Teilnehmer mit der Pen- oder Pumpentherapie wie in Tabelle 8 angegeben. Die Ergebnisse in Tabelle 8 decken sich gut mit der Empfehlung, daß der Anteil der Basalinsulindosis an der Tagesinsulindosis 50% betragen sollte (Howorka, 1987, 72).

Auf die bei der Posttestmessung gestellte Frage, wie lange durchschnittlich die Phase einer erhöhten Insulinsensitivität nach dem Sport bei einem selbst anhalten würde, gaben die Teilnehmer im Schnitt 5 h an (SEM= 1 h, (min,max)=(0 h, 24 h). Diese Größe hängt von der Intensität und der Dauer des Sports ab, der getrieben wird, ist individuell sehr unterschiedlich und sicher sehr schwer abzuschätzen. In der Literatur wird bei Diabetikern von Phasen andauernder, gesteigerter Insulinsensitivität nach sportlicher Betätigung von bis zu 2 Tagen berichtet (Wedemeyer, 1986; Renner/Ruhland, 1987). Auch bei untrainierten Nichtdiabetikern hält die erhöhte Insulinempfindlichkeit nach Muskelarbeit bis zu 2 Tage an (Mikines u. a., 1988).

In der medizinischen Literatur gibt es Hinweise, daß zwischen der Diabetesdauer und der Ruheherzfrequenz sowie zwischen der Diabetesdauer und dem systolischen Ruheblutdruck ein positiver Zusammenhang besteht (Willms, 1981; Didjurgeit u. a., 1989). Erklärt wird dieses Phänomen durch die mit der Diabetesdauer steigende Inzidenz der autonomen Neuropathie und vaskulärer Sekundärerkrankungen. Tatsächlich ergibt der Chi^2-Unabhängigkeitstest einen statistisch signifikanten Zusammenhang zwischen der Diabetesdauer und der Ruheherzfrequenz (s. Abb. 3) sowie der Diabetesdauer und dem systolischen Ruheblutdruck der Frauen (s. Abb. 4). Der Zusammenhang zwischen der Diabetesdauer und dem systolischen Ruheblutdruck ist bei den Männern nicht signifikant (s. Abb. 5). Die Variablen wurden vor der Analyse gemäß den Angaben in Abb. 3–5 in Klassen eingeteilt. Das positive Gamma besagt, daß die Zusammenhänge positiv sind (je größer Gamma ist, desto ausgeprägter ist die Stärke des Zusammenhangs).

Im Vordergrund der Umstellung von der konventionellen Therapie zu den intensivierten Therapieformen Pen und Pumpe, bei denen der Patient seine

Tabelle 7. Therapiespezifische Merkmale der Teilnehmer des Diabetikersportgruppenexperiments

		Diabetes-dauer (Jahre)	Tagesinsulindosis (I.E.)		Therapieform	
			m	w		n
Waldlaufgruppe	x̄	10.0	42	36	KT	3
n = 14	SEM	2.5	5	2	Pen	7
m = 8 w = 6	(min, max)	(0.3, 36.8)	(32, 76)	(31, 43)	Pumpe	4
Schwimmgruppe	x̄	12.4	51	37	KT	4
n = 7	SEM	2.7	5	2	Pen	3
m = 5 w = 2	(min, max)	(1.5, 22.4)	(40, 66)	(35, 39)	Pumpe	0
Fahrradgruppe	x̄	10.0	42	40	KT	4
n = 9	SEM	3.3	8	4	Pen	4
m = 5 w = 4	(min, max)	(1.1, 25.7)	(15, 60)	(30, 49)	Pumpe	1
Kegelgruppe	x̄	10.7	37	33	KT	3
n = 6	SEM	2.9	4	4	Pen	1
m = 3 w = 3	(min, max)	(1.3, 19.8)	(32, 46)	(26, 38)	Pumpe	2
Kontrollgruppe	x̄	15.5	50	35	KT	8
n = 14	SEM	2.8	6	5	Pen	3
m = 7 w = 7	(min, max)	(0.8, 36.8)	(31, 82)	(17, 59)	Pumpe	3
Insgesamt	x̄	12.0	45	36	KT	22
n = 50	SEM	1.3	3	2	Pen	18
m = 28 w = 22	(min, max)	(0.3, 36.8)	(15, 82)	(17. 59)	Pumpe	10

Tabelle 8. Anteil der Basal- an der Tagesinsulindosis bei den Probanden des Diabetikersportgruppenexperiments mit intensivierter Insulintherapie

	n	x̄	SEM	(min, max)
Pen	18	51%	3%	(29%, 79%)
Pumpe	10	54%	3%	(41%, 66%)

Insulindosierung nach dem ausrichten kann, was er essen möchte, steht das Ziel der Verbesserung der Stoffwechseleinstellung. Insofern ist es interessant, ob sich zwischen der Therapieform und der Langzeitstoffwechseleinstellung bei den 50 untersuchten, sportinteressierten TypI-Diabetikern ein statistisch signifikanter Zusammenhang nachweisen läßt. Zur Beschreibung der Langzeitstoffwechseleinstellung durch eine nominalskalierte Größe wurde der HbA_1-Wert der Pretestmessung in Klassen (s. Abb. 6) eingeteilt.

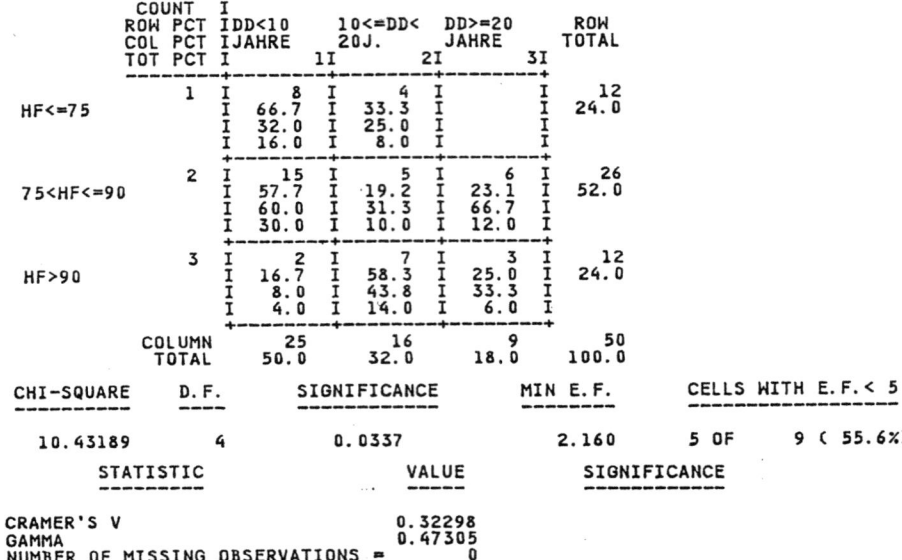

```
            COUNT  I
            ROW PCT IDD<10    10<=DD<   DD>=20      ROW
            COL PCT IJAHRE    20J.      JAHRE      TOTAL
            TOT PCT I          1I        2I        3I
            --------+--------+--------+--------+
               1    I      8 I      4 I        I       12
  HF<=75           I   66.7 I   33.3 I        I      24.0
                   I   32.0 I   25.0 I        I
                   I   16.0 I    8.0 I        I
            +--------+--------+--------+--------+
               2    I     15 I      5 I      6 I       26
 75<HF<=90         I   57.7 I  ·19.2 I   23.1 I      52.0
                   I   60.0 I   31.3 I   66.7 I
                   I   30.0 I   10.0 I   12.0 I
            +--------+--------+--------+--------+
               3    I      2 I      7 I      3 I       12
  HF>90            I   16.7 I   58.3 I   25.0 I      24.0
                   I    8.0 I   43.8 I   33.3 I
                   I    4.0 I   14.0 I    6.0 I
            +--------+--------+--------+--------+
            COLUMN        25       16        9       50
            TOTAL       50.0     32.0     18.0    100.0

CHI-SQUARE    D.F.        SIGNIFICANCE       MIN E.F.    CELLS WITH E.F.< 5

 10.43189       4            0.0337            2.160     5 OF    9 ( 55.6%)

       STATISTIC                VALUE           SIGNIFICANCE


CRAMER'S V                    0.32298
GAMMA                         0.47305
NUMBER OF MISSING OBSERVATIONS =       0
```

Abb. 3. Zusammenhang zwischen der Diabetesdauer und der Ruheherzfrequenz bei den Teilnehmern des Diabetikersportgruppenexperiments (n=50)

```
            COUNT  I
            ROW PCT IDD<10    10<=DD<   DD>=20      ROW
            COL PCT IJAHRE    20J.      JAHRE      TOTAL
            TOT PCT I          1I        2I        3I
            --------+--------+--------+--------+
               1    I      1 I      3 I      1 I        5
  PS<=110          I   20.0 I   60.0 I   20.0 I      22.7
                   I   11.1 I   37.5 I   20.0 I
                   I    4.5 I   13.6 I    4.5 I
            +--------+--------+--------+--------+
               2    I      8 I      2 I        I       10
115<=PS<=125       I   80.0 I   20.0 I        I      45.5
                   I   88.9 I   25.0 I        I
                   I   36.4 I ···9.1· I        I
            +--------+--------+--------+--------+
               3    I        I      3 I      4 I        7
  PS>=130          I        I   42.9 I   57.1 I      31.8
                   I        I   37.5 I   80.0 I
                   I        I   13.6 I   18.2 I
            +--------+--------+--------+--------+
            COLUMN         9        8        5       22
            TOTAL       40.9     36.4     22.7    100.0

CHI-SQUARE    D.F.        SIGNIFICANCE       MIN E.F.    CELLS WITH E.F.< 5

 14.65619       4            0.0055            1.136     9 OF    9 (100.0%)
       STATISTIC                VALUE           SIGNIFICANCE

CRAMER'S V                    0.57714
GAMMA                         0.39344
NUMBER OF MISSING OBSERVATIONS =       0
```

Abb. 4. Zusammenhang zwischen der Diabetesdauer und dem systolischen Ruheblutdruck bei den Frauen (n=22)

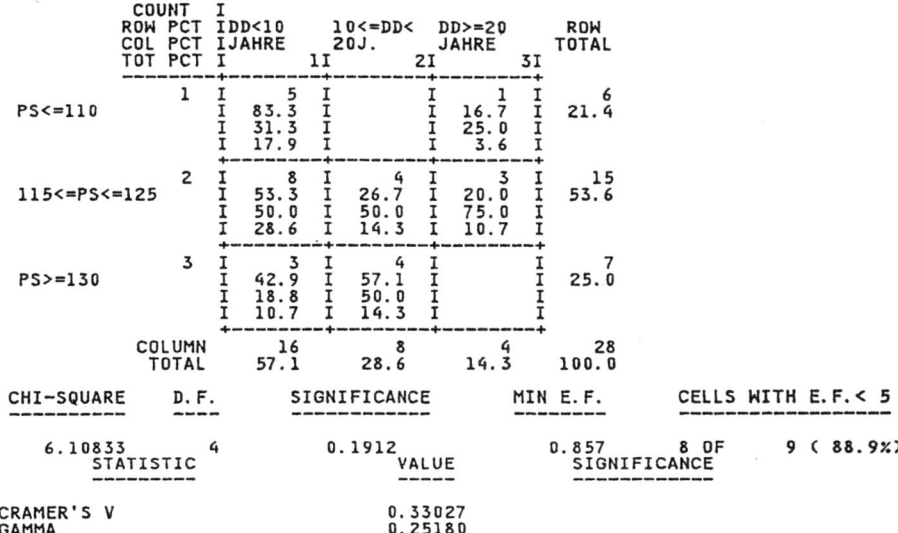

Abb. 5. Zusammenhang zwischen der Diabetesdauer und dem systolischen Ruheblutdruck bei den Männern (n=28)

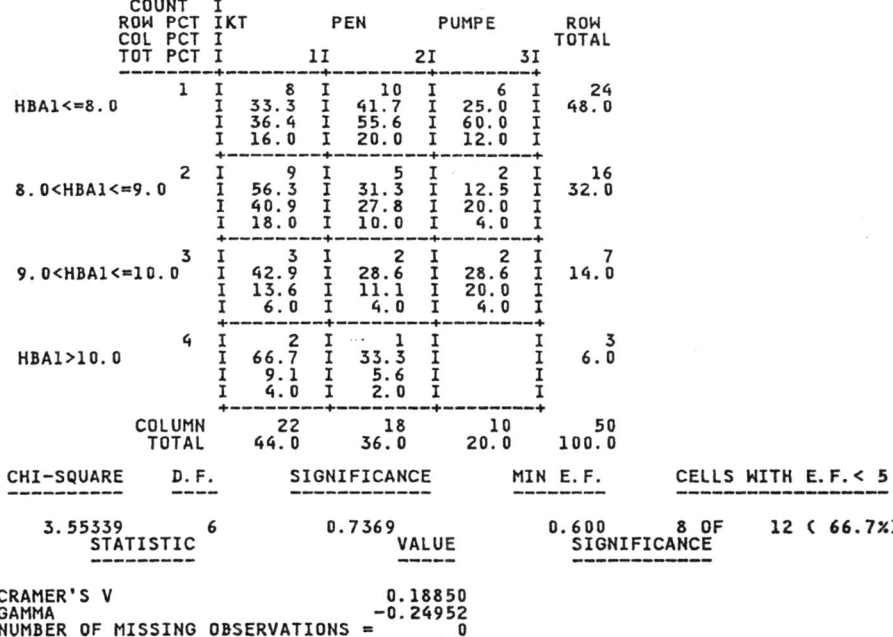

Abb. 6. Zusammenhang zwischen der Therapieform und der Langzeitstoffwechseleinstellung bei den Teilnehmern des Diabetikersportgruppenexperiments (n=50)

Der Chi^2-Test zeigt deutlich an, daß die Güte der Langzeitstoffwechseleinstellung unabhängig von der Therapieform ist, d. h. eine gute Stoffwechseleinstellung tritt bei den Teilnehmern mit konventioneller Therapie genauso häufig auf wie bei Probanden mit intensivierter Insulintherapie.

3.1.4.4 Vergleichbarkeit der Gruppen bezüglich relevanter Störvariablen

Die interne Validität einer Untersuchung läßt sich durch die Kontrolle untersuchungsbedingter und personengebundener Störvariablen erhöhen (Bortz, 1984, 402).

Durch die Gleichheit der Untersuchungsdurchführung für alle Gruppen (gleicher Untersuchungsleiter, gleiche Untersuchungsbedingungen, gleiche Freiwilligkeit der Teilnahme, gleiche positive Bewertung der Programme, gleiche Beratung über Therapieadaptionsmaßnahmen bei sportlicher Aktivität, gleiche Meßinstrumente und Meßmethodik) wurde versucht, eine optimale Kontrolle der untersuchungsbedingten Störvariablen zu erreichen.

Als mögliche Personen-Störvariablen, die die abhängigen Variablen im besonderen Maße beeinflussen können, wurden die Diabetesdauer, die Teilnahmehäufigkeit in % der möglichen Termine, das Ausmaß an sportlicher Betätigung im vergangenen Jahr und das Vorwissen über die Therapieanpassung bei Sport in Betracht gezogen. Die letzten beiden Indizes wurden aus der Pretesterhebung durch einen selbstkonstruierten Fragebogen (s. Kapitel 9.3) bestimmt; die genaue Errechnung der Likert-Skalenwerte nach dem Prinzip des summierten Ratings kann in Kapitel 9.4.5 und 9.4.6 nachgelesen werden.

Die statistische Überprüfung mit dem H-Test von Kruskal-Wallis (zur Begründung der Anwendung dieses statistischen Tests s. Kapitel 4.1) ergibt, daß sich die Gruppen in bezug auf diese Störvariablen nicht unterscheiden (s. Tabelle 9), d. h. diese Störvariablen können nicht als Ursachen für Gruppenunterschiede in den abhängigen Variablen verantwortlich gemacht werden. Der eine signifikante H-Test bezüglich des Vorwissens über die Therapieanpassung bei Sport basiert offensichtlich auf dem etwas niedrigeren Durchschnittswert der Wartekontrollgruppe. Kontrastuntersuchungen (Bauer, 1986, 86) ergeben keine signifikanten Unterschiede zwischen je zwei Gruppen auf dem 10%-Signifikanzniveau. Die mittleren Likert-Werte dieses Index liegen zwischen 2.2 und 2.8 und damit nicht extrem weit auseinander. Mit Einschränkung kann deshalb auch für diese Störvariable von einer vergleichbaren Ausgangssituation ausgegangen werden. Der Anstieg von 2.2 in der Wartekontrollgruppe auf 2.7 in der Fahrradgruppe spricht für die Effektivität des Schulungsprogramms.

3.1.5 Treatments

3.1.5.1 Schulungsprogramm

Vor dem Beginn der Sportprogramme wurde ein Mal wöchentlich über zwei Wochen je zwei Stunden lang eine Schulung über „Diabetes und Sport" durchgeführt. Das Skript zum Schulungsprogramm befindet sich im Anhang, Kapitel 9.2.

Tabelle 9. Personenstörvariablen des Diabetikersportgruppenexperiments

		Diabetes-dauer (Jahre)	Teilnahme-häufigkeit in % der möglichen Termine	Ausmaß an sportlicher Betätigung im ver-gang. Jahr	Vorwissen über d. Therapie-anpassung bei Sport
Waldlaufgruppe	$\bar{x}$	10.0	70	2.3	2.4
n = 14	SEM	2.5	4	0.3	0.1
	(min, max)	(0.3, 36.8)	(39, 94)	(1.0, 3.8)	(1.9, 3.1)
Schwimmgruppe	$\bar{x}$	12.4	52	2.7	2.8
n = 7	SEM	2.7	9	0.3	0.2
	(min, max)	(1.5, 22.4)	(13, 81)	(1.0, 3.5)	(2.3, 3.4)
Fahrradgruppe	$\bar{x}$	10.0	51	2.9	2.7
n = 9	SEM	3.3	8	0.3	0.2
	(min, max)	(1.1, 25.7)	(24, 94)	1.0, 4.0)	(2.1, 3.6)
Kegelgruppe	$\bar{x}$	10.7	58	2.2	2.7
n = 6	SEM	2.9	11	0.5	0.2
	(min, max)	(1.3, 19.8)	(30, 90)	(1.0, 3.5)	(2.1, 3.3)
Kontrollgruppe	$\bar{x}$	15.5	Daten	2.8	2.7
n = 14	SEM	2.8	nicht	0.2	0.2
	(min, max)	(0.8, 36.8)	erhoben	(1.0, 3.8)	(1.0, 3.4)
Wartekontroll-gruppe	$\bar{x}$	9.0	51	3.0	2.2
	SEM	3.6	16	0.2	0.2
n = 7	(min, max)	(0.8, 25.4)	(14, 100)	(2.0, 3.7)	(1.7, 3.1)
H-Test, ohne Wartekontrollgr. p > 10% ⇒ H$_U$(0) beibehalten	Chi^2 p Gruppen unter-scheiden sich	2.8693 0.5799 n.s.	5.5134 0.1378 n.s.	3.4350 0.4878 n.s.	7.7473 0.1013 n.s.
H-Test, ohne Fahrradgruppe p > 10% ⇒ H$_U$(0) beibehalten	Chi^2 p Gruppen unter-scheiden sich	3.3900 0.4948 n.s.	2.7135 0.4379 n.s.	2.6397 0.6198 n.s.	11.7068 0.0197 s.

3.1.5.2 Sportprogramme

Da die Teilnehmer größtenteils untrainiert waren, wurden für die Ausdauersport-arten Waldlauf, Schwimmen und Radfahren Aufbautrainingsprogramme konzi-piert. Leistungsinhomogenitäten wurden durch spezielle Trainingsprogramme für die Leistungsstärkeren (3 Teilnehmer der Waldlaufgruppe, 3 der Schwimm-gruppe) kompensiert.

Waldlauf   2×1 h pro Woche über 10 Wochen im Berliner Grunewald:
                Di.: 19.30–20.30 Uhr
                Sa.: 16.00–17.00 Uhr

Kurzbeschreibung: systematisch aufgebautes Intervalltraining (im Wechsel laufen mit einer Herzfrequenz von ca. 130 Schlägen/min und zügig gehen) über 2×20 min, unterbrochen von einer 10minütigen Dehnungsgymnastik (zur Prävention diabetesspezifischer Bewegungseinschränkungen und neuralgischer Schmerzen). Allmähliche Verkürzung der Gehphasen.
Ziel: 15 min Dauerlauf ohne Pause, Tempo beliebig (Erwerb des Laufabzeichens Stufe 1 des Deutschen Leichtathletik-Verbandes).
Pulskontrolle durch die Teilnehmer selbst (palpatorisch) oder durch Unilife-Pulsmeßgeräte.
Durchschnittliche Belastungsdauer: 45 min, insgesamt 18 Termine
Belastungsintensität: hoch
                          Herzfrequenz 130–160 Schläge/min, das entspricht ca. 70–90% der maximalen Leistungsfähigkeit.

Schwimmen   2×1 h pro Woche über 10 Wochen in einer Berliner Schwimmhalle:
                Mo. u. Fr.: 19.00–20.00 Uhr

Kurzbeschreibung: 150 m Einschwimmen
Ausdauertraining im Brustschwimmen: im Wechsel 200–500 m Brust (allmähliche Steigerung) mit einer Herzfrequenz von ca. 130 Schlägen/min und 50 m langsames Weiterschwimmen zur Erholung.
Palpatorische Pulsbestimmung durch die Teilnehmer selbst.
Ziel: 500–1000 m (je nach Leistungsfähigkeit) durchschwimmen können.
Vermittlung der Kraulschwimmtechnik: methodische Übungsreihen zum Schluß der Stunde. Partnerübungen, Staffeln. 100–200 m Ausschwimmen.
Durchschnittliche Belastungsdauer: 45 min, insgesamt 16 Termine
Belastungsintensität: hoch
                          Herzfrequenz 130–160 Schläge/min, das entspricht ca. 70–90% der maximalen Leistungsfähigkeit.

Radfahren   2×2 h pro Woche über 10 Wochen durch Berliner Wald- und Parkgebiete
                Do.: 19.00–21.00 Uhr
                So.: 15.30–17.30 Uhr

Kurzbeschreibung: verschiedene Fahrradtouren von anfangs ca. 15 km Länge auf 25 km steigend, allmähliche Erhöhung des Schwierigkeitsgrades (Steigungen).
Pulskontrolle (palpatorisch) durch die Teilnehmer selbst oder durch Unilife-Pulsmeßgeräte.
Durchschnittliche Belastungsdauer: 90 min, insgesamt 17 Touren

Belastungsintensität: mittel
                               Herzfrequenz 110–130 Schläge/min, das entspricht
                               ca. 50–70% der maximalen Leistungsfähigkeit.

Kegeln   1×2h pro Woche über 10˝Wochen auf zwei Kegelbahnen eines
              Berliner Kegelvereins
              Sa.: 15–17 Uhr

Kurzbeschreibung: Vermittlung der Kegeltechnik, Durchführung verschiedener
Kegelspiele auf zwei Bahnen, Kegelübungen mit höherer Bewegungsintensität
(ca. 8 Wurf/min).
Durchschnittliche Belastungsdauer: 90 min, insgesamt 10 Termine
Belastungsintensität: gering
                               Herzfrequenz unter 100 Schläge/min.

Die Belastungsintensitäten der Sportprogramme entsprechen den Belastungen,
die üblicherweise im Freizeit- und Breitensport in diesen Sportarten erzielt
werden. Die Anpassungen von Kohlenhydratzufuhr und Insulindosis je nach
Blutglukoseausgangswert und Therapieform wurden während der Sportprogramme mit jedem Teilnehmer abgesprochen. Von den Probanden wurde jeweils
der Blutglukosewert vorher und nachher sowie die Änderung in der Diät und
Insulinbehandlung protokolliert. Außerdem wurden Tagesprotokolle von den
Sportprogrammen, besonderen Ereignissen und Vorfällen angefertigt.

3.1.5.3 Wartekontrollgruppe

Die Wartekontrollgruppe traf sich nach dem Schulungsprogramm an 7 Terminen
à 2h innerhalb von 10 Wochen in Berliner Gaststätten.

Kurzbeschreibung: Planung der 17 verschiedenen Radtouren durch Berliner
Wald- und Parkgebiete, Planung einer Radreise durch die Lüneburger Heide.

3.2 Fahrradreisen

3.2.1 Durchführung und Organisation

Zur Evaluation langandauernder sportlicher Aktivitäten in der Diabetestherapie
wurden im August 1987 und 1988 zwei von der täglichen Belastungsintensität und
-dauer vergleichbare Fahrradreisen durchgeführt:
a) Lüneburger Heide vom 17.8.–23.8.87
   Über 5 Tage wurde jeweils vor und nachmittags Rad gefahren, Tagestourdauer
   ca. 5h, Tageskilometerdurchschnitt ca. 55 km, insgesamt 276 km.
   Belastungsintensität: mittel
                               Herzfrequenz 110–130 Schläge/min, das entspricht
                               ca. 50–70% der maximalen Leistungsfähigkeit.

Zwischenstationen waren Lüneburg, Lübberstedt, Schneverdingen, Soltau, Walsrode, Hademstorf, Hambühren und Celle.
b) Altmühltal – Donau – Passau vom 20.8.–28.8.88
Über 7 Tage wurde jeweils vor- und nachmittags Rad gefahren, Tagestourdauer ca. 5 h, Tageskilometerdurchschnitt ca. 54 km, insgesamt 379 km.
Belastungsintensität: mittel
                               Herzfrequenz 110–130 Schläge/min, das entspricht
                               ca. 50–70% der maximalen Leistungsfähigkeit.
Zwischenstationen waren Treuchtlingen, Dollnstein, Dietfurt, Kelheim, Regensburg, Straubing, Hengersberg und Passau.

Jeder Teilnehmer hat während der Radreisen selbständig seine Insulinbehandlung und Diät genau protokolliert, die initial nach den in der Literatur beschriebenen Anpassungsregeln adaptiert wurden. Vor den Radreisen wurden durch ein Kurzinterview von jedem Teilnehmer die Daten der aktuellen Diabetestherapie erhoben, um Vergleiche anstellen zu können. Das Kurzinterview und die Anleitung zur Selbstprotokollierung der Therapieanpassung sind im Kapitel 9.6 dargestellt.
    Die Radreisen wurden so organisiert, daß nur die erste Übernachtungspension fest gebucht ist. Je nach Wetterlage wurde am nächsten Morgen telefonisch eine Pension der nächsten Zwischenstation gebucht. Dazu benötigt man längs der Strecke genügend viele Unterkunftsverzeichnisse, ggf. sind die Verkehrsämter bei der Vermittlung behilflich. Ein festes Buchen aller Unterkünfte ist aufgrund einer eventuell unbeständigen Wetterlage oder wegen möglicher Radpannen nicht zu empfehlen. Vom Zielort erfolgte die Rückfahrt per Bahn zum Startort, wo die Privat-PKW abgestellt waren. Im allgemeinen war in der Nähe jeder Zwischenstation ein Bahnhof, so daß bei schlechter Wetterlage der geplante Zielort nicht unbedingt hätte erreicht werden müssen.

3.2.2 Hypothesen

Die folgenden Veränderungshypothesen sollen für jede Fahrradreise getrennt geprüft werden:
$H_{V1}(1)$:   Die mittlere Blutglukosekonzentration während der Radreise ist gegenüber der mittleren Blutglukosekonzentration an Tagen ohne Sport bzw. der aus dem vorherigen HbA_{1c} errechneten mittleren Blutglukosekonzentration verändert.
$H_{V2}(1)$:   Die Insulinsensitivität während der Radreise ist gegenüber der vorher vorliegenden verbessert, d. h. $K_{Radreise} < K_{vorher}$ (s. Kapitel 3.2.3).

3.2.3 Meßmethodik

Durch die Protokollierung der Insulinbehandlung und Diät während der Radreisen und aus den Daten über die aktuelle Diabetestherapie vor den Radreisen (s. Interviewbogen in Kapitel 9.6) ließen sich für jeden Teilnehmer die folgenden Variablen berechnen, die in Tabelle 10 jeweils mit Angaben über die

Tabelle 10. Variablen zur Anpassung der Insulinbehandlung und Diät bei den Fahrradreisen

Variable	Meßmethodik
a) Stoffwechseleinstellung	
mittlere Blutglukosekonzentration (MBG) berechnet aus dem vorherigen HbA_{1c}	Aus dem vorherigen HbA_{1c} mit der Regressionsgleichung $$MGB = 33.3 \times HbA_{1c} - 86$$ errechnete mittlere Blutglukosekonzentration der letzten 6–10 Wochen (Nathan u. a., 1984).
mittlere Blutglukosekonzentration an 3 Tagen vorher ohne Sport	Arithmetische Mittel aus drei Blutglukosetagesmittelwerten von Tagen, an denen kein Sport getrieben wurde. Die Blutglukosewerte wurden im Rahmen der Selbstkontrolle von jedem Teilnehmer selbst bestimmt.
mittlere Blutglukosekonzentration während der Radreise	Arithmetisches Mittel aus den Blutglukosetagesmittelwerten aller Radfahrtage. Alle Blutglukosewerte zu den Radtouren wurden mit den Teststreifen Haemo-Glukotest 20–800R der Firma Boehringer Mannheim GmbH durch Reflektometer-Auswertung (Reflolux II) bestimmt.
Insulinsensitivität vorher $= K_{vorher}$ Insulinsensitivität Radreise $= K_{Radreise}$	Die individuelle Insulinsensitivität wird durch den Quotienten K quantifiziert, der definiert ist durch $$K := \frac{\text{aktueller Insulinbedarf (I.E. je 24 h)}}{\text{theoretischer Insulinbedarf}} \quad (= \text{kg KG} \times 0.35 + \text{BE/Tag} \times 1.35)$$ (Howorka, 1987, 39) *Anmerkung:* Für die Berechnung von $K_{Radreise}$ sowie für alle folgenden Variablen (b bis d) wurden jeweils die Daten der ersten beiden Radfahrtage nicht gewertet, da angenommen werden kann, daß sich die Teilnehmer hier noch in einer Erprobungsphase für eine optimale Therapieanpassung befinden.
b) Änderung der Kohlenhydratzufuhr	
Relative Änderung der KH-Zufuhr von 6–18 h Relative Änderung der KH-Zufuhr von 18–6 h	Die Änderung der Kohlenhydratzufuhr wird angegeben in % der sonst üblichen Kohlenhydratzufuhr. *Beispiel:* Ißt ein Teilnehmer üblicherweise zwischen 6 und 18 h 9 BE, während der Radreise durchschnittlich 13.5 BE, ergibt sich ein Variablenwert von +50%.
c) Änderung der Insulindosen	
Prozentuale Reduktion der Morgendosis, KT	Für die konventionelle Therapie wird die Reduktion der Insulindosis in % der sonst üblichen Dosis angegeben.

Tabelle 10 (Fortsetzung)

Variable	Meßmethodik
Prozentuale Reduktion der Abenddosis, KT	*Beispiel:* Beträgt die Morgendosis üblicherweise 30 I.E. und wurden während der Radreise morgens durchschnittlich nur 24 I.E. injiziert, hat diese Variable einen Wert von 20%.
Prozentuale Reduktion des Basalinsulins morgens, Pen Prozentuale Reduktion des Basalinsulins abends, Pen	Für die Pentherapie wird die Reduktion der Basalinsulindosis in % der sonst üblichen Dosis angegeben.
Prozentuale Änderung der prandialen Dosen von 6–18 h, Pen/Pumpe	Bei der intensivierten Insulintherapie (Pen/Pumpe) wird die Änderung der prandialen Dosen in % der sonst üblichen Dosis angegeben.
Prozentuale Änderung der prandialen Dosen von 18-6 h, Pen/Pumpe	*Beispiel:* Werden zwischen 6 und 18 h normalerweise mahlzeitenbedingt 18 I.E. appliziert, während der Radreise durchschnittlich jedoch nur 12 I.E., hat diese Variable den Wert -33%.

Adaptionsquotient Q,   Bei der intensivierten Insulintherapie wird die individuel-
Pen/Pumpe   le Insulineinsparung unter Berücksichtigung der Kohlen-
                                    hydratzufuhr durch die Berechnung des Adaptionsquo-
                                    tienten Q quantifiziert:

$$Q := \frac{\text{durchschn. Tagesinsulinbedarf während der Radreise (I.E./24 h)}}{\text{Tagesinsulinbedarf, der vorher bei der durchschn. BE-Zufuhr der Radreise benötigt worden wäre (I.E./24 h)}}$$

Beispiel: Für einen Teilnehmer mit Pentherapie liegen die
folgenden Daten vor:

	vorher	Reisedurchschnitt
Basal morgens	6 I.E.	4 I.E.
Basal abends	12 I.E.	8 I.E.
Prandial 6–18 h	18 I.E.	12 I.E.
Prandial 18–6 h	10 I.E.	10 I.E.
BE 6–18 h	9	12
BE 18–6 h	4	5
I.E./BE 6–18 h	$18:9=2.0$	$12:12=1.0$
I.E./BE 18–6 h	$10:4=2.5$	$10:\ 5=2.0$

Dann hat Q folgenden Wert:

$$Q = \frac{4+8+12+10}{6+12+2.0\times12+2.5\times5} = \frac{34}{54.5} = 0.62$$

Die Berechnung von Q wurde modifiziert nach Howorka
(1987, 108 u. 123). Die Autorin definiert ihren Adaptionsquotienten zur Algorithmenmodifikation durch

$$Q := \frac{\text{aktueller Tagesinsulinbedarf (I.E.)}}{\text{bisheriger mittlerer Tagesinsulinbedarf (I.E.)}}$$

Tabelle 10 (Fortsetzung)

Variable	Meßmethodik
d) Basalratenmodifikation bei der Pumpentherapie	
Prozentuale Reduktion der Basalrate während der Reise	Reduktion der Tagesbasalratendosis in % der sonst üblichen Dosis
Zeitlicher Abstand der Basalratenabsenkung zum Beginn der Radtouren (min)	Gibt an, wieviele min durchschnittlich die Basalrate vor dem Beginn der Radtouren abgesenkt wurde.
Zeitlicher Abstand der Basalratenzurückstellung vom Ende der Radtouren (min)	Gibt an, wieviele min durchschnittlich nach dem Ende der Radtouren die Basalrate wieder zurückgestellt wurde.
Prozentuale Reduktion der Basalrate während der Absenkungsphase	Umfang der Basalratenabsenkung (in %) während der Absenkungsphase

3.2.4 Anthropometrische und therapiespezifische Daten der Teilnehmer

Tabelle 11 informiert jeweils für beide Radreisen über das Alter, den Broca-Index, die Diabetesdauer und die Tagesinsulindosis der Teilnehmer sowie über die Häufigkeiten der Therapieformen.

Alle Probanden wurden sportärztlich untersucht. Diabetesspezifische Spätkomplikationen, die in ihrer Ausprägung kontraindikativ für eine körperliche Belastung gewesen wären, lagen bei keinem der Teilnehmer vor.

3.3 Fahrradergometerexperiment

3.3.1 Hypothesen

Durch das Fahrradergometerexperiment sollen die folgenden Veränderungs-, Unterschieds- und Zusammenhangshypothesen geprüft werden:

3.3.1.1 Veränderungshypothesen

$H_{V1}(1)$: Das HbA_1/HbA_{1c} verändert sich während der Teilnahme am Fahrradergometerexperiment.

Tabelle 11. Anthropometrische und therapiespezifische Daten der Teilnehmer der Fahrradreisen

		Alter (Jahre)	Broca-Index		Diabetesdauer (Jahre)	Tagesinsulindosis (I.E.)		Therapieform	
			m	w		m	w		n
Radreise	x̄	34	1.00	1.07	13.1	49	35	KT	2
Lüneburger	SEM	3	0.05	0.05	3.3	6	2	Pen	4
Heide, n = 8	(min,	(22,	(0.94,	(0.96,	(1.4,	(39,	(31,	Pumpe	2
m = 3 w = 5	max)	55)	1.11)	1.21)	26.0)	60)	42)		
Radreise	x̄	36	0.97	1.15	13.1	46	47	KT	3
Altmühltal-	SEM	3	0.03	0.05	2.7	2	3	Pen	6
Donau-Passau,	(min,	(23,	(0.85,	(1.02,	(2.4,	(36,	(42,	Pumpe	1
n = 10	max)	56)	1.08)	1.24)	27.0)	54)	56)		
m = 6 w = 4									

3.3.1.2 Unterschiedshypothesen

a) Blutglukosekonzentration

$H_{U1}(1)$: Die Belastungsblutglukosekonzentration in % des Initialwertes ist bei verschiedenen Belastungsintensitäten unterschiedlich.

$H_{U2}(1)$: Die Belastungsblutglukosekonzentration in % des Initialwertes ist bei niedrigen und hohen Belastungsintensitäten höher als bei mittleren.

$H_{U3}(1)$: Die Erholungsblutglukosekonzentration in % des Endwertes ist bei verschiedenen Belastungsintensitäten unterschiedlich.

$H_{U4}(1)$: Die Blutglukosekonzentration steigt in der Erholungsphase bei jeder Belastungsstufe an.

$H_{U5}(1)$: Die Blutglukosekonzentration in % des Initialwertes nach 30 minütiger Belastung ist bei jeder Belastungsstufe therapieformspezifisch unterschiedlich.

$H_{U6}(1)$: Die Blutglukosekonzentration in % des Initialwertes und in % des Endwertes ist zwischen Versuchs- und Kontrollguppe bei jeder Belastungsstufe unterschiedlich.

b) Lactatkonzentration

$H_{U7}(1)$: Die Belastungs- und Erholungslactatkonzentration ist bei verschiedenen Belastungsintensitäten unterschiedlich.

3.3.1.3 Zusammenhangshypothesen

$H_{Z1}(1)$: Zwischen der relativen PWC_{170} und der Belastungslactatkonzentration einer definierten 3-Stufen-Fahrradergometrie besteht bei der Versuchs- und bei der Kontrollgruppe ein Zusammenhang.

Tabelle 12. Belastungsstufen des Fahrradergometerexperiments

	1.	2.	3.	4.	5.	6.
Belastungsstufen (Watt/kg KG)	0.5	0.75	1.0	1.25	1.5	1.75
Belastungsstufen (Watt/kg KG) bei einer relativen PWC_{170} unter 2.00 Watt/kg KG	0.4	0.6	0.8	1.0	1.2	1.4

3.3.2 Design und Untersuchungsbedingungen

Jeder Proband wurde an sechs verschiedenen Tagen innerhalb eines Zeitraumes von drei Wochen jeweils zur gleichen Tageszeit gemäß dem in Abb. 7 dargestellten Untersuchungsplan untersucht. Am 1. Belastungstag wurde mit konstant 0.5 Watt/kg KG über 30 min belastet, am 2. mit konstant 0.75 Watt/kg KG über 30 min usw., d. h. gesteigert wurde jeweils mit 0.25 Watt/kg KG, so daß die höchste Belastungsstufe 1.75 Watt/kg KG betrug (s. Tabelle 12).

Drei Probanden der Versuchsgruppe hatten eine relative PWC_{170} unter 2.00 Watt/kg KG. Damit auch diese Probanden die höchste Belastungsstufe über 30 min durchhalten konnten, wurden sie gemäß den Angaben in Tabelle 12 etwas reduziert belastet. Alle Probanden sollten so belastet werden, daß für jeden das Spektrum der aeroben bis partiell anaeroben Ausdauerleistungsfähigkeit abgedeckt ist.

An jedem Untersuchungstag wurden die Temperatur, die Luftfeuchtigkeit und der Luftdruck im Untersuchungsraum notiert; Abweichungen von den bei Löllgen/Ulmer (1985) angegebenen Standardisierungsvorschriften wurden nicht festgestellt.

Für alle Probanden wurden die Untersuchungen unter möglichst identischen Untersuchungsbedingungen (gleiche Untersuchungspersonen, -instrumente und gleicher Untersuchungsraum) durchgeführt.

Zur Erfassung und Kontrolle der Untersuchungsausgangsbedingungen wurde mit jedem Teilnehmer vor jeder Ergometrie ein Kurzinterview geführt (s. Kapitel 9.7). Die Probanden sollten schwere körperliche Belastungen, Nikotin- und Alkoholgenuß vor den Fahrradergometerbelastungen vermeiden und einen Abstand von mindestens 2 h zur letzten Mahlzeit einhalten (Löllgen/Ulmer, 1985). Die Diabetiker sollten zusätzlich in der Untersuchungsphase eine möglichst konstante Insulintherapie und Diät einhalten. Die Ergometrien fanden immer nachmittags statt, da zu diesem Zeitpunkt bei allen Therapieformen von einer normalen bis geringen Insulinämie ausgegangen werden kann. Die Pumpe wurde während der Fahrradergometrie von den Pumpenpatienten unverändert getragen. Alle Fahrradergometerbelastungen erfolgten also für die Diabetiker unter üblicher Insulintherapie außerhalb der Insulinwirkungsmaxima. Die Befragungen der Probanden ergaben, daß sich die Teilnehmer an die gegebenen Untersuchungsrichtlinien gehalten haben, so daß von vergleichbaren Untersuchungsausgangsbedingungen ausgegangen werden kann.

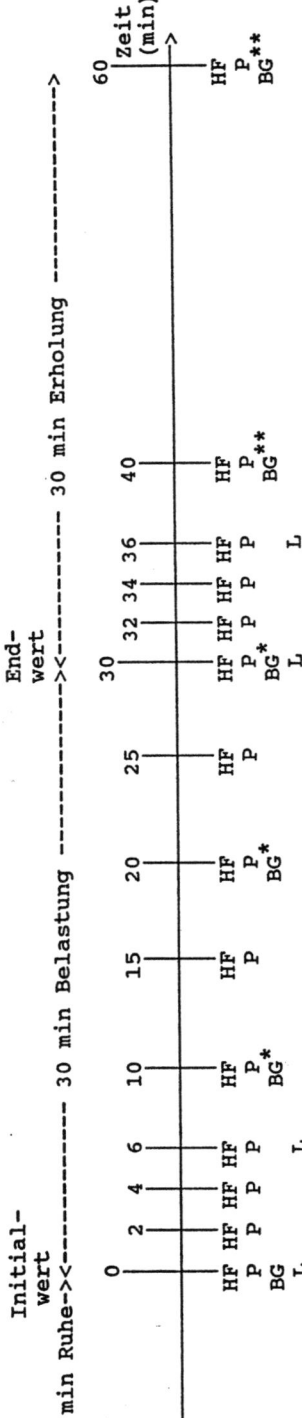

Abb. 7. Design des Fahrradergometerexperiments

HF   Herzfrequenz in Schlägen/min
P   Blutdruck systolisch/diastolisch nach Riva-Rocci
BG   Blutglukosekonzentration
BG*   Blutglukosekonzentration, ausgedrückt in % des Initialwertes
BG** Blutglukosekonzentration, ausgedrückt in % des Endwertes
L   Lactatkonzentration

Tabelle 13. Variablen, Meßinstrumente und Meßmethodik beim Fahrradergometerexperiment

Variable	Meßinstrument	Meßmethodik
HbA$_1$ und HbA$_{1c}$	Bio-Rad Diamat, Vollautomatisches Analysensystem zur Bestimmung von glykierten Hämoglobinen	HPLC-Säulenchromatographie Normbereich für HbA$_1$: 5–8% HbA$_{1c}$: 4–6% Meßfehler: 3% Blutentnahme zu Beginn und 3 Wochen später nach Abschluß des Fahrradergometerexperiments.
Blutglukose-konzentration	Beckman Glucose Analyser 2	Glucoseoxidase-Methode von Beckman Bestimmung aus dem Serum einer arterialisierten Vollblutprobe (50 µl) des hyperämisierten Ohrläppchens. Blutentnahme jeweils am Ende der im Untersuchungsplan angegebenen min. Normbereich: 70–100 mg/dl im Nüchternblut (venös) Da bei TypI-Diabetikern in der Regel die Blutglukosewerte zu jedem Zeitpunkt einer Untersuchung stark streuen, werden die Belastungsblutglukosewerte in % des Initialwertes und die Erholungsblutglukosewerte in % des Endwertes quantifiziert, um eine optimalere Vergleichbarkeit zu erzielen. Nach mehreren Autoren (Woweries u. a., 1977; Maidorn, 1977; Renner/Ruhland, 1987; Miethling, 1988, 44) kann davon ausgegangen werden, daß bei gleicher Belastung und unter vergleichbaren Bedingungen der Blutglukoseabfall um so stärker ist, je höher der Blutglukoseausgangswert ist. Diese Proportionalität wird rechnerisch durch die Erfassung der Blutglukosewerte in % des Initial- bzw. Endwertes berücksichtigt. Der reine Differenzwert, d. h. der Blutglukoseabfall oder -anstieg in mg/dl, läßt dieses Phänomen unberücksichtigt und ist deshalb zur Untersuchung der Blutglukoseveränderungen weniger geeignet.
relative PWC$_{170}$ Herzfrequenz Blutdruck VC, FEV1 Lactatkonzentration	identisch mit den Ausführungen in Kapitel 3.1.3 in Tabelle 4b	

Tabelle 13 (Fortsetzung)

Variable	Meßinstrument	Meßmethodik
aerob-anaerobe Schwelle		Bestimmung der aerob-anaeroben Schwelle nach Mader u. a. (1976) durch lineare Inter- oder Extrapolation (s. Kapitel 9.8) aus den 6-min-Belastungslactatwerten des Fahrrad- ergometerexperiments.

3.3.3 Meßinstrumente und Meßmethodik

Tabelle 13 informiert über die im Fahrradergometerexperiment erhobenen Variablen und enthält Angaben über die verwendeten Meßinstrumente und die Meßmethodik. Die Meßzeitpunkte können Abb. 7 entnommen werden.

3.3.4 Beschreibung der Stichproben

Die vorherige sportärztliche Untersuchung aller Probanden ergab keine Kontraindikationen für die Teilnahme am Fahrradergometerexperiment. Bei den Diabetikern bestanden keine diabetesspezifischen Sekundärkomplikationen.

3.3.4.1 Anthropometrische Daten

Tabelle 14 informiert für die Versuchs- und Kontrollgruppe des Fahrradergometerexperiments über die anthropometrischen Daten. Die Teilnehmer sind durchschnittlich normalgewichtig und bezüglich des Ruheblutdruckes unauffällig. Die Ruheherzfrequenz der Diabetiker ist signifikant ($p \leq 0.01$) höher als die der

Tabelle 14. Anthropometrische Daten der Teilnehmer des Fahrradergometerexperiments

		Alter (Jahre)	Broca- Index	Ruheherz- frequenz (Schl./ min)	Ruheblutdruck (mm Hg)	
					systol.	diastol.
Versuchsgruppe	x̄	39	1.00	82	123	84
n = 15	SEM	2	0.03	2	2	2
Diabetiker	(min, max)	(25, 55)	(0.83, 1.20)	(71, 95)	(100, 135)	(75, 95)
Kontrollgruppe	x̄	31	0.91	71	123	87
n = 10	SEM	2	0.04	3	3	2
Nichtdiabetiker	(min, max)	(25, 47)	(0.67, 1.04)	(59, 91)	(110, 140)	(80, 100)

Tabelle 15. Therapiespezifische Merkmale der Versuchsgruppe des Fahrradergometerexperiments

		Diabetesdauer (Jahre)	Tagesinsulindosis (I.E.)	Therapieform	n
Versuchsgruppe	x̄	10.5	44	KT	5
n = 15	SEM	1.9	3	Pen	8
Diabetiker	(min, max)	(1.9, 22.3)	(23, 76)	Pumpe	2

Nichtdiabetiker. Dies steht in Einklang mit dem in Kapitel 3.1.4.3 durch Abb. 3 beschriebenen Zusammenhang zwischen Diabetesdauer und Ruheherzfrequenz.

3.3.4.2 Therapiespezifische Merkmale

Der Tabelle 15 können für die Versuchsgruppe die Häufigkeiten der Therapieformen und die statistischen Kennwerte der Diabetesdauer und der Tagesinsulindosis entnommen werden. Die durchschnittliche Tagesinsulindosis von 44 I.E. weist auf die für normalgewichtige TypI-Diabetiker mit vergleichbarer Diabetesdauer übliche ausgeprägte Insulinabhängigkeit hin.

3.3.4.3 Vergleichbarkeit der Gruppen
bezüglich leistungsphysiologischer Parameter

Die Versuchs- und Kontrollgruppe sollten bezüglich leistungsphysiologischer Parameter möglichst homogen sein, da die Leistungsfähigkeit die Blutglukosereaktion insbesondere bei stärkerer sportlicher Belastung u. U. determiniert. So kann eine definierte Fahrradergometerleistung beim Trainierten blutglukosesenkend, beim Untrainierten aufgrund überschießend ansteigender Adrenalin- und Glucagonspiegel blutglukosesteigernd wirken (Hürter, 1982, 278; Frehner/ Froesch, 1984, 101; Renner/ Ruhland, 1987). Beim Stoffwechselgesunden erfolgen diese Veränderungen im Gegensatz zum Diabetiker allerdings nur im Rahmen des Referenzbereiches.

Für das Fahrradergometerexperiment wurde deshalb geprüft, ob eine Vergleichbarkeit von Versuchs- und Kontrollgruppe bezüglich der relativen PWC$_{170}$, der Vitalkapazität, des forcierten Expirationsvolumens innerhalb der ersten sec, der Lactatkonzentration einer definierten 3-Stufen-Fahrradergometrie (s. Kapitel 9.5) und der aerob-anaeroben Schwelle gegeben ist. Die statistische Überprüfung mit dem U-Test von Mann-Whitney (zur Begründung der Anwendung dieses statistischen Tests s. Kapitel 4.1) ergibt, daß sich beide Gruppen in diesen Parametern nicht signifikant voneinander unterscheiden (s. Tabelle 16).

Die Ergebnisse dieses Kapitels und die Ausführungen über die Einhaltung gleicher Untersuchungsbedingungen (s. Kapitel 3.3.2) belegen, daß die für das quasiexperimentelle Fahrradergometerexperiment in Betracht gezogenen personengebundenen und untersuchungsbedingten Störvariablen als kontrolliert angesehen werden können. Nach Bortz (1984, 402) wird damit eine Erhöhung der internen Validität der Untersuchung erzielt.

Tabelle 16. Leistungsphysiologische Parameter der Teilnehmer des Fahrradergometerexperiments

| | | rel. PWC$_{170}$ (Watt/ kg KG) | VC (% des Sollw.) | FEV1 (% des Sollw.) | 3-Stufen-Fahrradergometrie Lactatkonzentration (mmol/l) | | | aerob- anaerobe Schwelle (Watt) |
					Ruhe	Belastung	Erholung	
Versuchsgruppe	x̄	2.52	109	121	1.32	3.81	3.42	120
n = 15	SEM	0.17	3	3	0.15	0.41	0.53	7
Diabetiker	(min, max)	(1.65, 4.14)	(86, 126)	(96, 139)	(0.54, 2.53)	(1.39, 6.85)	(1.11, 8.14)	(61, 172)
Kontrollgruppe	x̄	2.82	112	127	1.56	3.27	2.70	129
n = 10	SEM	0.15	4	7	0.19	0.44	0.40	9
Nichtdiabetiker	(min, max)	(2.14, 3.82)	(93, 131)	(94, 176)	(1.07, 2.92)	(1.27, 5.96)	(1.21, 5.60)	(79, 184)
U-Test von	z	-1.3870	-0.7504	-0.6109	-0.9992	-0.9430	-0.5551	-1.0829
Mann-Whitney	p	0.1654	0.4530	0.5413	0.3177	0.3457	0.5788	0.2788
p > 10% ⇒ H$_U$(0) beibehalten	Gruppen unter- scheiden sich	n.s.	n.s.	n.s.	n.s.	n.s.	n.s.	n.s.

4 Ergebnisse

4.1 Statistische Auswertungsverfahren

Um die Frage nach den geeigneten statistischen Auswertungsverfahren zu beantworten, muß für die Datensätze der Dissertation berücksichtigt werden, daß sie (mit Ausnahme der Daten zur Erfassung der aktuellen Befindlichkeit im Diabetikersportgruppenexperiment) vom Umfang her für jede Gruppe kleiner oder gleich 15 sind. Bei solchen geringen Fallzahlen wird durch den Kolmogorov-Smirnov-Anpassungstest in der Regel die Nullhypothese, daß die Daten normalverteilt sind, beibehalten. Dieses Ergebnis liegt auch für fast alle Datensätze mit $n \leq 15$ vor. Ebenso wird die Nullhypothese, daß die Datensätze varianzhomogen sind, bei kleinen Fallzahlen in der Regel nicht verworfen.

Man sollte jedoch daraus nicht schließen, daß parametrische Auswertungsverfahren gerechtfertigt sind: Die Teststärke (= Power eines statistischen Verfahrens), die definiert ist als die Wahrscheinlichkeit, eine falsche Nullhypothese zurückzuweisen (Teststärke := 1 – Wahrscheinlichkeit des Fehlers 2. Art), ist bei kleinen Stichprobenumfängen relativ klein (Siegel, 1985, 11). Das ist äquivalent damit, daß die Wahrscheinlichkeit des Fehlers 2. Art relativ groß ist. Der Fehler 2. Art muß aber gerade bei dem Test auf Normalverteilung und Varianzhomogenität klein gehalten werden! Parametrische Varianzanalyseverfahren sind zwar gegenüber der Verletzung der Normalverteilungsvoraussetzung relativ robust, bei unterschiedlichen Stichprobenumfängen und ungleichen Varianzen kann allerdings die Wahrscheinlichkeit des Fehlers 1. Art größer als p sein (Diehl, 1983, 19).

Aufgrund dessen werden zur Auswertung der Datensätze der Dissertation nonparametrische statistische Verfahren herangezogen, zumal nach Siegel (1985, 80 u. 123 u. 183) der H-Test von Kruskal-Wallis gegenüber dem F-Test, der Wilcoxon-Test gegenüber dem t-Test für abhängige Stichproben und der U-Test von Mann-Whitney gegenüber dem t-Test für unabhängige Stichproben eine Stärke-Effizienz von 95.5 % haben. Siegel meint (1985, 32), daß es bei sehr kleinen Stichproben (z. B. $n=6$) keine Alternative zum nonparametrischen Test gäbe, sofern die Art der Populationsverteilung nicht genau bekannt ist.

Im einzelnen kommen für die statistische Auswertung die folgenden Verfahren zur Anwendung:

**4.1.1 Überprüfung auf Gleichheit der Gruppen
in bezug auf personengebundene Störvariablen**

U-Test von Mann-Whitney, k=2 Gruppen
H-Test von Kruskal-Wallis, k>2 Gruppen
$H_U(0)$: Gruppen unterscheiden sich nicht bzgl. der Störvariablen
$p>10\%$ ⟹ $H_U(0)$ annehmen

4.1.2 Überprüfung von Veränderungshypothesen

Wilcoxon-Test für k=2 Datensätze
$H_V(1)$: Die abhängigen Datensätze unterscheiden sich
Bei zweiseitigem Test: $p\leq5\%$ ⟹ $H_V(1)$ annehmen
Bei einseitigem Test: $p\leq10\%$ ⟹ $H_V(1)$ annehmen

4.1.3 Überprüfung von Unterschiedshypothesen

a) *abhängige Datensätze*
Friedman-Test für k>2 Datensätze
$H_U(1)$: Mindestens zwei abhängige Datensätze sind unterschiedlich
$p\leq5\%$ ⟹ $H_U(1)$ annehmen
Bei angenommener $H_U(1)$: anschließend multiple Mittelwertvergleiche für die
                            Rangvarianzanalyse nach Friedman (Bauer, 1986,
                            159). Signifikanzniveau: 5%

b) *unabhängige Datensätze*
U-Test von Mann-Whitney für k=2 Gruppen
$H_U(1)$: Die zwei Gruppen unterscheiden sich
$p\leq5\%$ ⟹ $H_U(1)$ annehmen

H-Test von Kruskal-Wallis für k>2 Gruppen
$H_U(1)$: Mindestens zwei Gruppen unterscheiden sich
$p\leq5\%$ ⟹ $H_U(1)$ annehmen
Bei angenommener $H_U(1)$: anschließend multiple Mittelwertvergleiche für die
                            Rangvarianzanalyse nach Kruskal-Wallis (Bauer,
                            1986, 86). Signifikanzniveau: 5%

Bei den Unterschiedshypothesen des Diabetikersportgruppenexperiments handelt es sich größtenteils um Hypothesen über die sportartspezifisch oder therapieformspezifisch *unterschiedliche Veränderung* der abhängigen Variablen. Bortz (1984, 439) schlägt zur statistischen Auswertung folgende Vorgehensweise vor: Wenn keine Unterschiede in den Daten der Pretestmessung vorliegen, weist eine Varianzanalyse über die Posttestdaten am eindeutigsten eine treatmentbedingt unterschiedliche Veränderung nach. Bestehen jedoch Pretestunterschiede zwischen den Gruppen, bietet sich als Veränderungsmaß die Differenz zwischen Posttestwert und Pretestwert an. Kompliziertere statistische Verfahren (z. B. die

Kovarianzanalyse oder eine Varianzanalyse mit Meßwiederholung) haben gegenüber der Auswertung dieser Differenzwerte keinen nennenswerten Vorteil, da bei quasiexperimentellen Veränderungsuntersuchungen die Erfassung der Veränderung von Stichproben im Vordergrund steht und nicht die Charakterisierung einzelner Individuen (Bortz, 1984, 438).

Ein kovarianzanalytisches Herauspartialisieren desjenigen Anteils der Differenzwertvarianz, der durch die Pretestmessung vorhersagbar ist, wird nicht durchgeführt, da dieses Verfahren für die vorliegenden Daten nicht angemessen ist.

Aufgrund dieser Ausführungen wird bei der Prüfung der Unterschiedshypothesen bezüglich der Veränderung der abhängigen Variablen beim Diabetikersportgruppenexperiment wie folgt vorgegangen. Zuerst wird geprüft, ob sich die Gruppen in den Pretestdaten unterscheiden:

H-Test von Kuskal-Wallis

$H_U(0)$: Gruppen unterscheiden sich nicht in den Pretestdaten

$p > 10\%$ ⇒ $H_U(0)$ annehmen

$p \leq 10\%$ ⇒ $H_U(0)$ ablehnen

Bestehen keine Pretestunterschiede, erfolgt die Prüfung der Unterschiedshypothese durch den H-Test von Kruskal-Wallis über die Posttestdaten, bestehen jedoch Pretestunterschiede, erfolgt die Prüfung analog über die Differenzdaten „Posttestwert minus Pretestwert":

$H_U(1)$: Die Veränderung der abhängigen Variablen ist sportartspezifisch unterschiedlich

$p \leq 5\%$ ⇒ $H_U(1)$ annehmen

Bei angenommener $H_U(1)$: anschließend multiple Mittelwertvergleiche für die Rangvarianzanalyse nach Kruskal-Wallis (Bauer, 1986, 86). Signifikanzniveau: 5%

Alle Hypothesen des Diabetikersportgruppenexperiments bezüglich sportartspezifischer Unterschiede werden einmal mit der Fahrradgruppe und ohne Wartekontrollgruppe geprüft, ein zweites Mal dann mit Wartekontrollgruppe und ohne Fahrradgruppe, damit für die Anwendung des H-Testes von Kruskal-Wallis die Unabhängigkeit der Datensätze gewährleistet ist.

4.1.4 Überprüfung von Zusammenhangshypothesen

a) Alle Zusammenhangshypothesen zwischen zwei Merkmalen, von denen mindestens eines nominalskaliert vorliegt, werden durch den Chi^2-Unabhängigkeitstest geprüft.

b) Alle Zusammenhangshypothesen zwischen zwei Merkmalen, von denen mindestens eines durch eine Likert-Skala erfaßt ist, werden durch den Spearmanschen Rangkorrelationskoeffizienten geprüft.

c) Die Zusammenhangshypothesen zwischen relativer PWC$_{170}$ und der Belastungslactatkonzentration einer definierten 3-Stufen-Fahrradergometrie werden wie folgt geprüft. Zuerst wird untersucht, ob beide Variablen normalverteilt sind:

Kolmogorov-Smirnov-Anpassungstest
H(0): Variable ist normalverteilt.
$p > 10\%$ ⟹ H(0) annehmen
Sind beide Datensätze normalverteilt, erfolgt die Prüfung der Zusammen-
hangshypothese mit dem Pearsonschen Produkt-Moment-Korrelationskoeffi-
zienten, ansonsten mit dem Spearmanschen Rangkorrelationskoeffizienten.
Für alle Zusammenhangshypothesen gilt ein Signifikanzniveau von 5%.

Zur statistischen Auswertung aller Daten der Dissertation wird das an der
Siemens 7.580 D, BS 2000, Zentrale Datenverarbeitung der FU Berlin, installierte
SPSS-X Programm (*S*tatistical *P*ackage for *S*ocial *S*cience, 10. Version 2.2)
verwendet.

4.2 Diabetikersportgruppenexperiment

4.2.1 Veränderungshypothesen

4.2.1.1 Stoffwechseleinstellung

Der Tabelle 17 kann entnommen werden, daß bis auf $H_{V2}(1)$ in der Waldlaufgruppe und $H_{V3}(1)$ in der Waldlauf-, Schwimm- und Kontrollgruppe alle Hypothesen bezüglich der Veränderung der Variablen zur Stoffwechseleinstellung verworfen werden.

4.2.1.2 Physiologische Parameter

Die Ergebnisse der Prüfung der Hypothesen zur Veränderung der physiologischen Parameter können Tabelle 18 entnommen werden. Da die Richtung der Veränderung der physiologischen Variablen plausibel ist, können diese Veränderungshypothesen einseitig getestet werden, d. h. p kann halbiert werden. Eine signifikante Verbesserung liegt deshalb bereits vor, wenn $p \leq 10\%$. Die Erholungslactatkonzentration nahm bei allen Ausdauersportgruppen signifikant ab, die Belastungslactatkonzentration nur bei der Fahrradgruppe. Die relative PWC_{170} verbesserte sich nur in der Waldlaufgruppe signifikant. Die Ruheherzfrequenz erhöhte sich in der Fahrradgruppe und das FEV1 verringerte sich in der Kontrollgruppe jeweils signifikant.

4.2.1.3 Therapieadaption

Der Index „Selbsteinschätzung der Therapieanpassungsfähigkeit" verbesserte sich signifikant in der Waldlauf- und Schwimmgruppe, für alle anderen Gruppen wird $H_{V8}(1)$ verworfen (s. Tabelle 19).

4.2.1.4 Einstellung zum Sport

Eine signifikante Veränderung in der Einstellung zum Sport konnte nur bei der Waldlaufgruppe und dort nur für die Subskala „Soziale Erfahrung" nachgewiesen werden; Tabelle 20 enthält alle Ergebnisse im Überblick.

4.2.1.5 Aktuelle Befindlichkeit

Die Veränderungshypothese $H_{V10}(1)$ kann für zahlreiche Befindlichkeitsskalen bestätigt werden. Bei der Wartekontrollgruppe ist dagegen nur die Veränderung im Subbereich „Gehobene Stimmung" signifikant. Tabelle 21 enthält alle Ergebnisse zu den Skalen der positiven Quadranten, Tabelle 22 die zu den Skalen der negativen Quadranten (Abele/Brehm, 1984).

Tabelle 17. Ergebnisse zu den Veränderungshypothesen bezüglich der Stoffwechseleinstellung

	HbA$_1$ (%)		HbA$_{1c}$ (%)		Mittlere Blutglukosekonzentration (mg/dl) an Tagen		Einsatz von Sport zur gezielten Verbesserung der Blutz.einstellung	
	vorher	nachher	vorher	nachher	ohne Sport	mit Sport	vorher	nachher
Waldlaufgruppe n = 14								
x̄	7.8	7.9	6.9	7.1	140	123	2.0	2.9
SEM	0.4	0.3	0.3	0.3	9	6	0.2	0.2
(min, max)	(5.8, 9.7)	(6.0, 9.3)	(5.2, 8.8)	(5.5, 8.5)	(93, 196)	(82, 181)	(1.3, 3.0)	(2.0, 4.3)
z	-0.5940		-1.0672		-1.9917		-3.1798	
p	0.5525		0.2859		0.0464		0.0015	
Datens. unterscheiden sich	n.s.		n.s.		s.		s.	
Wilcoxon-Test p ≤ 5 % ⇒ H$_V$(1) annehmen	n.s.		n.s.		n.s.		s.	
Schwimmgruppe n = 7								
x̄	8.9	8.9	8.0	8.1	149	154	2.6	3.3
SEM	0.4	0.2	0.4	0.2	11	18	0.4	0.3
(min, max)	(7.3, 10.9)	(8.4, 10.0)	(6.4, 9.8)	(7.6, 9.0)	(119, 204)	(102, 231)	(1.3, 4.3)	(2.3, 4.7)
z	-0.6761		-0.6761		-0.5071		-2.0284	
p	0.4990		0.4990		0.6121		0.0425	
Datens. unterscheiden sich	n.s.		n.s.		n.s.		s.	
Wilcoxon-Test p ≤ 5 % ⇒ H$_V$(1) annehmen	n.s.		n.s.		n.s.		s.	
Fahrradgruppe n = 9								
x̄	8.8	8.4	7.9	7.5	137	143	2.5	3.3
SEM	0.4	0.6	0.4	0.5	9	10	0.3	0.3
(min, max)	(7.4, 11.2)	(6.7, 12.5)	(6.6, 10.3)	(6.1, 11.3)	(90, 181)	(108, 201)	(1.3, 4.3)	(2.0, 4.3)
z	-1.1847		-1.3624		-0.5601		-1.8593	
p	0.2361		0.1731		0.5754		0.0630	
Datens. unterscheiden sich	n.s.		n.s.		n.s.		n.s.	
Wilcoxon-Test p ≤ 5 % ⇒ H$_V$(1) annehmen	n.s.		n.s.		n.s.		n.s.	

Kegelgruppe n = 6								
x̄	7.9	8.5	6.9	7.2	145	146	1.4	2.1
SEM	0.4	0.3	0.3	0.3	13	11	0.2	0.5
(min, max)	(6.2, 8.7)	(7.1, 9.3)	(5.3, 7.5)	(5.8, 8.3)	(99, 195)	(109, 192)	(1.0, 2.0)	(1.0, 4.3)
Wilcoxon-Test z	-1.7529		-1.2780		-0.2097		-1.6036	
p	0.0796		0.2012		0.8339		0.1088	
$p \leq 5\% \Rightarrow H_V(1)$ annehmen / Datens. unterscheiden sich	n.s.		n.s.		n.s.		n.s.	
Kontrollgruppe n = 14								
x̄	8.0	8.5	7.0	7.4	keine Daten zur MBG an Tagen mit Sport vorhanden		2.1	2.5
SEM	0.3	0.2	0.2	0.2			0.2	0.3
(min, max)	(6.3, 10.8)	(7.3, 9.8)	(5.5, 9.2)	(6.4, 8.8)			(1.0, 3.0)	(1.0, 4.3)
Wilcoxon-Test z	-1.7258		-1.6423				-2.0732	
p	0.0844		0.1005				0.0382	
$p \leq 5\% \Rightarrow H_V(1)$ annehmen / Datens. unterscheiden sich	n.s.		n.s.				s.	
Wartekontrollgruppe n = 7								
x̄	9.1	8.4	7.9	7.5	keine Daten zur MBG an Tagen mit Sport vorhanden		2.3	2.7
SEM	0.5	0.3	0.4	0.3			0.6	0.3
(min, max)	(8.1, 11.6)	(7.4, 9.5)	(7.0, 10.2)	(6.6, 8.6)			(1.0, 5.0)	(1.3, 4.3)
Wilcoxon-Test z	-1.0142		-0.8452				-1.0483	
p	0.3105		0.3980				0.2945	
$p \leq 5\% \Rightarrow H_V(1)$ annehmen / Datens. unterscheiden sich	n.s.		n.s.				n.s.	

Tabelle 18. Ergebnisse zu den Veränderungshypothesen bezüglich physiologischer Parameter

		relative PWC_{170} (Watt/kg KG)		VC (% d. Sollwertes)	
		vorher	nachher	vorher	nachher
Waldlaufgruppe	$\bar{x}$	2.14	2.41	105	106
n = 14	SEM	0.15	0.11	2	2
	(min, max)	(1.24, 2.99)	(1.72, 3.04)	(96, 120)	(95, 122)
Wilcoxon-Test	z		−1.8833		−0.3767
$p \le 10\% \Rightarrow H_V(1)$	p		0.0597		0.7064
annehmen	Datens. unterscheiden sich		s.		n.s.
Schwimmgruppe	$\bar{x}$	2.41	2.58	106	105
n = 7	SEM	0.18	0.12	9	5
	(min, max)	(1.95, 3.36)	(2.10, 3.03)	(76, 138)	(86, 122)
Wilcoxon-Test	z		−0.7606		−0.1690
$p \le 10\% \Rightarrow H_V(1)$	p		0.4469		0.8658
annehmen	Datens. unterscheiden sich		n.s.		n.s.
Fahrradgruppe	$\bar{x}$	2.27	2.62	96	99
n = 9	SEM	0.16	0.25	5	4
	(min, max)	(1.76, 3.06)	(1.77, 3.97)	(57, 111)	(79, 119)
Wilcoxon-Test	z		−0.7701		−0.1185
$p \le 10\% \Rightarrow H_V(1)$	p		0.4413		0.9057
annehmen	Datens. unterscheiden sich		n.s.		n.s.
Kegelgruppe	$\bar{x}$	2.08	1.91	98	96
n = 6	SEM	0.24	0.28	5	3
	(min, max)	(1.10, 2.67)	(0.96, 3.03)	(76, 109)	(84, 103)
Wilcoxon-Test	z		−1.3628		−0.9435
$p \le 10\% \Rightarrow H_V(1)$	p		0.1730		0.3454
annehmen	Datens. unterscheiden sich		n.s.		n.s.
Kontrollgruppe	$\bar{x}$	2.20	2.26	105	104
n = 14	SEM	0.13	0.15	4	3
	(min, max)	(1.28, 3.05)	(1.44, 3.56)	(73, 124)	(79, 126)
Wilcoxon-Test	z		−0.3453		−0.4543
$p \le 10\% \Rightarrow H_V(1)$	p		0.7299		0.6496
annehmen	Datens. unterscheiden sich		n.s.		n.s.
Wartekontrollgruppe	$\bar{x}$	2.25	2.26	97	102
	SEM	0.29	0.21	4	3
n = 7	(min, max)	(1.57, 3.77)	(1.76, 3.06)	(77, 111)	(93, 111)
Wilcoxon-Test	z		−0.1048		−1.3628
$p \le 10\% \Rightarrow H_V(1)$	p		0.9165		0.1730
annehmen	Datens. unterscheiden sich		n.s.		n.s.

FEV1 (% d. Sollwertes)		Ruheherzfrequenz (Schläge/min)		3-Stufen-Fahrradergometrie Lactatkonzentration (mmol/l)			
				Belastung		Erholung	
vorher	nachher	vorher	nachher	vorher	nachher	vorher	nachher
114	115	82	78	4.61	4.67	4.26	3.17
3	4	3	2	0.47	0.47	0.53	0.43
(83, 141)	(82, 140)	(65, 106)	(66, 92)	(1.82, 8.10)	(1.89, 8.10)	(1.30, 9.07)	(1.00, 5.78)
−0.7847		−1.0983		−0.4708		−2.3412	
0.4326		0.2721		0.6378		0.0192	
n.s.		n.s.		n.s.		s.	
114	115	86	87	4.15	3.70	3.62	2.34
5	5	3	5	0.19	0.53	0.28	0.47
(93, 134)	(98, 128)	(74, 98)	(73, 106)	(3.28, 4.68)	(1.68, 5.46)	(2.46, 4.32)	(0.88, 4.46)
−0.3381		−0.6290		−0.8452		−1.6903	
0.7353		0.5294		0.3980		0.0910	
n.s.		n.s.		n.s.		s.	
111	112	80	89	4.75	3.97	4.10	2.61
6	5	3	3	0.47	0.39	0.61	0.31
(69, 130)	(85, 133)	(65, 92)	(76, 106)	(2.64, 6.49)	(2.02, 5.57)	(0.91, 6.56)	(0.95, 3.81)
0.0000		−2.5205		−1.7178		−2.5471	
1.0000		0.0117		0.0858		0.0109	
n.s.		s.		s.		s.	
113	108	83	84	4.61	5.30	5.19	5.40
7	8	3	5	0.86	0.53	0.90	0.71
(85, 133)	(72, 126)	(76, 93)	(70, 100)	(3.07, 8.75)	(3.03, 6.85)	(3.70, 9.50)	(3.00, 8.14)
−1.2136		0.0000		−1.1531		−0.1048	
0.2249		1.0000		0.2489		0.9165	
n.s.		n.s.		n.s.		n.s.	
118	113	87	87	4.11	4.34	3.65	3.84
6	6	3	3	0.40	0.49	0.48	0.56
(77, 156)	(77, 149)	(74, 105)	(70, 110)	(1.64, 6.78)	(0.66, 6.85)	(0.71, 7.18)	(0.59, 7.39)
−2.3142		−0.4707		−0.7847		−0.4080	
0.0207		0.6379		0.4326		0.6832	
s.		n.s.		n.s.		n.s.	
115	117	85	80	4.63	4.71	4.86	4.29
6	4	4	4	0.44	0.54	0.36	0.78
(99, 140)	(101, 130)	(62, 94)	(65, 92)	(3.18, 6.14)	(2.64, 6.49)	(3.86, 6.10)	(0.91, 6.56)
−0.5916		−1.3628		−0.3145		−0.6761	
0.5541		0.1730		0.7532		0.4990	
n.s.		n.s.		n.s.		n.s.	

4.2.2 Unterschiedshypothesen

4.2.2.1 Physiologische Parameter

Der H-Test von Kruskal-Wallis ergibt, daß sich die Gruppen in den Pretestdaten der
physiologischen Parameter statistisch nicht signifikant unterscheiden, so daß die
Prüfung auf sportartspezifische Unterschiede in der Veränderung dieser Variablen
durch den H-Test von Kruskal-Wallis über die Posttestdaten erfolgt (s. Tabelle 23).
Da für die Vitalkapazität in keiner der Gruppen signifikante Veränderungen
nachgewiesen werden konnten (s. Tabelle 18), ist die Prüfung auf sportartspezifische
Unterschiede in der Veränderung der Vitalkapazität nicht sinnvoll. Die multiplen
Mittelwertvergleiche (Bauer, 1986, 86) für die Erholungslactatkonzentration ergeben
keine statistisch signifikanten Unterschiede zwischen je zwei Gruppen.

4.2.2.2 Therapieadaption

Die Tabelle 24 enthält die Ergebnisse der Prüfung auf sportartspezifische Unter-
schiede in den Variablen zur Therapieadaption, Tabelle 25 die entsprechenden
bezüglich therapieformspezifischer Unterschiede. Da sich nach dem H-Test von
Kruskal-Wallis keine statistisch signifikanten Unterschiede in den Pretestdaten des
Indexes „Selbsteinschätzung der Therapieanpassungsfähigkeit" ergeben, erfolgt die
Prüfung auf Unterschiedlichkeit in der Veränderung dieses Parameters mit dem
H-Test über die Posttestdaten.
   Nach den Einzelvergleichen (Bauer, 1986, 86) besteht ein statistisch signifikanter
Unterschied in der relativen Häufigkeit von Hypoglykämien nur zwischen der
Waldlauf und der Kegelgruppe (s. Tabelle 24 unten: Die Gruppen sind gemäß ihrer
Reihenfolge mit Nummern bezeichnet.). Der durchschnittliche Blutglukoseabfall in
45 min unterscheidet sich bei der Waldlauf- und Schwimmgruppe jeweils signifikant
von der Fahrrad- und Kegelgruppe. Alle Hypothesen, die therapieformspezifische
Unterschiede in den Variablen zur Therapieadaption behaupten, werden verworfen
(s. Tabelle 25).

4.2.2.3 Einstellung zum Sport

Da sich bezüglich der Einstellung zum Sport nur die Subskala „Soziale Erfahrung"
bei der Waldlaufgruppe signifikant verändert hat (s. Tabelle 20), erfolgt eine Prüfung
auf sportartspezifische Unterschiede in der Veränderung auch nur für diese
Subskala. Der H-Test weist nach, daß sich die Gruppen bezüglich der Variablen
„Soziale Erfahrung" in den Pretestdaten nicht signifikant voneinander unterscheiden. Zur Prüfung von $H_{U11}(1)$ werden deshalb die Posttestdaten herangezogen
(Tabelle 26).

Tabelle 19. Ergebnisse zu den Veränderungshypothesen bezüglich des Indexes „Selbstein-schätzung der Therapieanpassungsfähigkeit"

		Selbsteinschätzung der Therapieanpassungsf.	
		vorher	nachher
Waldlaufgruppe	$\bar{x}$	3.6	4.1
n = 14	SEM	0.2	0.1
	(min, max)	(2.3, 4.0)	(3.6, 4.4)
Wilcoxon-Test	z		−2.5508
p ≤ 5% ⟹ $H_V(1)$	p		0.0107
annehmen	Datens. unter-scheiden sich		s.
Schwimmgruppe	$\bar{x}$	3.5	3.8
n = 7	SEM	0.2	0.2
	(min, max)	(2.6, 4.4)	(3.1, 4.6)
Wilcoxon-Test	z		−2.1129
p ≤ 5% ⟹ $H_V(1)$	p		0.0346
annehmen	Datens. unter-scheiden sich		s.
Fahrradgruppe	$\bar{x}$	3.8	3.9
n = 9	SEM	0.1	0.1
	(min, max)	(3.4, 4.0)	(3.2, 4.2)
Wilcoxon-Test	z		−0.3554
p ≤ 5% ⟹ $H_V(1)$	p		0.7223
annehmen	Datens. unter-scheiden sich		n.s.
Kegelgruppe	$\bar{x}$	3.8	3.8
n = 6	SEM	0.2	0.1
	(min, max)	(2.7, 4.0)	(3.2, 4.1)
Wilcoxon-Test	z		−0.5345
p ≤ 5% ⟹ $H_V(1)$	p		0.5930
annehmen	Datens. unter-scheiden sich		n.s.
Kontrollgruppe	$\bar{x}$	3.4	3.7
n = 14	SEM	0.2	0.2
	(min, max)	(1.7, 4.8)	(2.8, 4.7)
Wilcoxon-Test	z		−1.5066
p ≤ 5% ⟹ $H_V(1)$	p		0.1319
annehmen	Datens. unter-scheiden sich		n.s.
Wartekontroll-gruppe	$\bar{x}$	4.1	3.9
	SEM	0.2	0.1
n = 7	(min, max)	(3.1, 5.0)	(3.5, 4.0)
Wilcoxon-Test	z		−1.1531
p ≤ 5% ⟹ $H_V(1)$	p		0.2489
annehmen	Datens. unter-scheiden sich		n.s.

Tabelle 20. Ergebnisse zu den Veränderungshypothesen bezüglich der Einstellung zum Sport

		Soziale Erfahrung		Gesundheit/Fitness	
		vorher	nachher	vorher	nachher
Waldlaufgruppe	$\bar{x}$	3.5	3.9	3.7	3.9
n = 14	SEM	0.2	0.2	0.2	0.2
	(min, max)	(2.3, 4.4)	(2.4, 4.8)	(1.6, 4.9)	(2.5, 5.0)
Wilcoxon-Test	z		-2.5111		-1.8827
$p \leq 5\% \Rightarrow H_V(1)$	p		0.0120		0.0597
annehmen	Datens. unterscheiden sich		s.		n.s.
Schwimmgruppe	$\bar{x}$	3.2	3.1	3.9	3.8
n = 7	SEM	0.2	0.2	0.2	0.3
	(min, max)	(2.0, 3.9)	(2.4, 3.8)	(3.0, 4.8)	(2.5, 4.6)
Wilcoxon-Test	z		-0.6761		-1.0142
$p \leq 5\% \Rightarrow H_V(1)$	p		0.4990		0.3105
annehmen	Datens. unterscheiden sich		n.s.		n.s.
Fahrradgruppe	$\bar{x}$	3.5	3.6	3.5	3.6
n = 9	SEM	0.2	0.2	0.2	0.2
	(min, max)	(2.6, 4.4)	(2.9, 4.5)	(2.3, 4.6)	(1.9, 4.1)
Wilcoxon-Test	z		-0.4201		-0.1185
$p \leq 5\% \Rightarrow H_V(1)$	p		0.6744		0.9057
annehmen	Datens. unterscheiden sich		n.s.		n.s.
Kegelgruppe	$\bar{x}$	4.1	4.1	3.8	3.9
n = 6	SEM	0.1	0.1	0.2	0.1
	(min, max)	(3.8, 4.3)	(3.9, 4.3)	(3.4, 4.5)	(3.6, 4.0)
Wilcoxon-Test	z		-0.5477		-0.7338
$p \leq 5\% \Rightarrow H_V(1)$	p		0.5839		0.4631
annehmen	Datens. unterscheiden sich		n.s.		n.s.
Kontrollgruppe	$\bar{x}$	3.5	3.5	4.0	3.7
n = 14	SEM	0.2	0.2	0.1	0.2
	(min, max)	(2.6, 4.4)	(2.7, 4.6)	(3.0, 4.9)	(2.6, 5.0)
Wilcoxon-Test	z		-0.5491		-1.6082
$p \leq 5\% \Rightarrow H_V(1)$	p		0.5829		0.1078
annehmen	Datens. unterscheiden sich		n.s.		n.s.
Wartekontrollgruppe	$\bar{x}$	3.4	3.4	3.6	3.6
	SEM	0.3	0.2	0.2	0.3
n = 7	(min, max)	(2.3, 4.3)	(2.6, 4.4)	(3.1, 4.4)	(2.3, 4.6)
Wilcoxon-Test	z		-0.8452		0.0000
$p \leq 5\% \Rightarrow H_V(1)$	p		0.3980		1.0000
annehmen	Datens. unterscheiden sich		n.s.		n.s.

Spannung/Risiko		Ästhetische Erfahrung		Katharsis		Asketische Erfahrung	
vorher	nachher	vorher	nachher	vorher	nachher	vorher	nachher
2.1	1.9	2.5	2.5	3.0	3.2	2.2	2.3
0.2	0.2	0.2	0.2	0.2	0.2	0.2	0.1
(1.1, 3.5)	(1.3, 3.4)	(1.5, 3.8)	(1.0, 4.0)	(2.1, 4.1)	(2.1, 4.1)	(1.5, 3.5)	(1.6, 3.3)
−1.4752		−0.5650		−1.5297		−0.1778	
0.1401		0.5721		0.1261		0.8589	
n.s.		n.s.		n.s.		n.s.	
2.3	2.2	3.2	3.1	3.1	3.2	2.3	2.4
0.3	0.3	0.2	0.3	0.3	0.3	0.3	0.2
(1.0, 3.1)	(1.1, 3.5)	(2.4, 3.9)	(1.9, 4.3)	(2.1, 3.9)	(2.0, 3.9)	(1.3, 3.4)	(1.9, 3.4)
−0.3381		−0.6290		−0.8386		−1.0787	
0.7353		0.5294		0.4017		0.2807	
n.s.		n.s.		n.s.		n.s.	
2.0	2.3	3.1	3.0	2.6	2.6	2.6	2.5
0.2	0.3	0.2	0.3	0.2	0.2	0.2	0.2
(1.1, 3.5)	(1.0, 3.6)	(2.0, 3.9)	(1.8, 4.6)	(2.1, 3.6)	(2.0, 3.7)	(1.9, 3.6)	(1.4, 3.5)
−1.3303		−0.9102		−0.2801		−0.8885	
0.1834		0.3627		0.7794		0.3743	
n.s.		n.s.		n.s.		n.s.	
2.6	2.5	2.6	2.7	3.3	3.5	2.1	2.1
0.4	0.4	0.2	0.2	0.1	0.1	0.2	0.2
(1.5, 3.6)	(1.4, 3.8)	(1.9, 3.3)	(2.0, 3.5)	(2.7, 3.6)	(3.1, 3.9)	(1.6, 2.7)	(1.1, 2.7)
−0.4045		−0.4045		−1.5724		−0.2673	
0.6858		0.6858		0.1159		0.7893	
n.s.		n.s.		n.s.		n.s.	
2.4	2.1	2.9	2.9	2.9	2.9	2.1	2.2
0.2	0.2	0.2	0.2	0.2	0.2	0.2	0.2
(1.3, 4.0)	(1.1, 3.8)	(1.5, 4.8)	(1.6, 4.5)	(1.4, 3.7)	(1.4, 3.9)	(1.1, 3.6)	(1.4, 3.8)
−1.5689		−0.1177		−0.2667		−0.5779	
0.1167		0.9063		0.7897		0.5633	
n.s.		n.s.		n.s.		n.s.	
2.3	2.0	2.7	2.9	2.8	2.7	2.4	2.5
0.3	0.3	0.2	0.2	0.2	0.2	0.2	0.2
(1.0, 3.3)	(1.1, 3.5)	(2.1, 3.6)	(2.0, 3.9)	(2.1, 3.4)	(2.1, 3.6)	(1.8, 3.1)	(1.9, 3.3)
−0.6761		−1.8869		−1.0787		−0.7338	
0.4990		0.0592		0.2807		0.4631	
n.s.		n.s.		n.s.		n.s.	

Tabelle 21. Ergebnisse zu den Veränderungshypothesen bezüglich der Befindlichkeitsskalen der positiven Quadranten

	prozentualer Anteil der mit „ja" beantworteten Adjektive							
	Aktiviertheit		Gehobene Stimmung		Besinnlichkeit		Ruhe	
	vorher	nachher	vorher	nachher	vorher	nachher	vorher	nachher
Waldlaufgruppe								
$\bar{x}$	54	69	70	82	19	13	74	87
n = 76 Vorher-Nachher-SEM	4	3	4	3	3	3	4	3
Fragebögen (min, max)	(0, 100)	(0, 100)	(0, 100)	(0, 100)	(0, 100)	(0, 100)	(0, 100)	(0, 100)
Wilcoxon-Test z		-3.5189		-3.2292		-2.4542		-3.1799
p		0.0004		0.0012		0.0141		0.0015
$p \leq 5\% \Rightarrow H_V(1)$ annehmen Datens. unterscheiden sich		s.		s.		s.		s.
Schwimmgruppe								
$\bar{x}$	32	58	23	51	44	25	32	60
n = 37 Vorher-Nachher-SEM	5	5	5	6	6	5	5	6
Fragebögen (min, max)	(0, 100)	(0, 100)	(0, 100)	(0, 100)	(0, 100)	(0, 100)	(0, 100)	(0, 100)
Wilcoxon-Test z		-3.4863		-3.2434		-3.0986		-3.1179
p		0.0005		0.0012		0.0091		0.0018
$p \leq 5\% \Rightarrow H_V(1)$ annehmen Datens. unterscheiden sich		s.		s.		s.		s.
Fahrradgruppe								
$\bar{x}$	49	53	55	67	14	14	60	78
n = 44 Vorher-Nachher-SEM	4	5	6	5	3	3	6	5
Fragebögen (min, max)	(0, 100)	(0, 100)	(0, 100)	(0, 100)	(0, 60)	(0, 60)	(0, 100)	(0, 100)
Wilcoxon-Test z		-0.6843		-2.9716		-0.3767		-3.4089
p		0.4938		0.0030		0.7064		0.0007
$p \leq 5\% \Rightarrow H_V(1)$ annehmen Datens. unterscheiden sich		n.s.		s.		n.s.		s.

Kegelgruppe n = 27 Vorher-Nachher-Fragebögen Wilcoxon-Test $p \leq 5\% \Rightarrow H_V(1)$ annehmen								
$\bar{x}$	44	80	56	78	50	16	59	95
SEM	8	5	8	6	8	6	7	3
(min, max)	(0, 100)	(20, 100)	(0, 100)	(0, 100)	(0, 100)	(0, 100)	(0, 100)	(40, 100)
z	-3.7364		-2.8957		-3.6214		-3.7236	
p	0.0002		0.0038		0.0003		0.0002	
Datens. unterscheiden sich	n.s.		s.		s.		s.	

Wartekontrollgruppe n = 25 Vorher-Nachher-Fragebögen Wilcoxon-Test $p \leq 5\% \Rightarrow H_V(1)$ annehmen								
$\bar{x}$	47	45	52	64	30	25	67	70
SEM	7	6	7	7	6	5	7	7
(min, max)	(0, 100)	(0, 100)	(0, 100)	(0, 100)	(0, 80)	(0, 100)	(0, 100)	(0, 100)
z	-0.4137		-2.8304		-0.9780		-0.1704	
p	0.6791		0.0046		0.3281		0.8647	
Datens. unterscheiden sich	n.s.		s.		n.s.		n.s.	

Tabelle 22. Ergebnisse zu den Veränderungshypothesen bezüglich der Befindlichkeitsskalen der negativen Quadranten

prozentualer Anteil der mit „ja" beantworteten Adjektive

	Erregtheit		Ärger		Deprimiertheit		Energielosigkeit	
	vorher	nachher	vorher	nachher	vorher	nachher	vorher	nachher
Waldlaufgruppe n = 76								
$\bar{x}$	12	4	7	2	7	4	9	4
SEM	2	1	2	1	2	1	3	1
(min, max)	(0, 80)	(0, 60)	(0, 80)	(0, 40)	(0, 60)	(0, 60)	(0, 100)	(0, 80)
Vorher-Nachher-Fragebögen z	-3.0111		-2.2913		-1.8357		-1.4746	
Wilcoxon-Test p	0.0026		0.0219		0.0664		0.1403	
Datens. unterscheiden sich $p \leq 5\% \Rightarrow H_V(1)$ annehmen	s.		s.		n.s.		n.s.	
Schwimmgruppe n = 37								
$\bar{x}$	31	24	21	9	29	11	19	12
SEM	5	4	6	3	5	4	5	4
(min, max)	(0, 100)	(0, 100)	(0, 100)	(0, 60)	(0, 100)	(0, 80)	(0, 80)	(0, 80)
Vorher-Nachher-Fragebögen z	-1.2824		-2.0088		-3.5093		-1.2869	
Wilcoxon-Test p	0.1997		0.0446		0.0004		0.1981	
Datens. unterscheiden sich $p \leq 5\% \Rightarrow H_V(1)$ annehmen	n.s.		s.		s.		n.s.	
Fahrradgruppe n = 44								
$\bar{x}$	20	10	15	4	12	4	16	11
SEM	5	3	5	2	4	2	5	3
(min, max)	(0, 100)	(0, 60)	(0, 100)	(0, 60)	(0, 80)	(0, 40)	(0, 100)	(0, 100)
Vorher-Nachher-Fragebögen z	-2.4303		-2.2363		-2.3926		-1.4513	
Wilcoxon-Test p	0.0151		0.0253		0.0167		0.1467	
Datens. unterscheiden sich $p \leq 5\% \Rightarrow H_V(1)$ annehmen	s.		s.		s.		n.s.	

Kegelgruppe n = 27 Vorher-Nachher-Fragebögen Wilcoxon-Test p ≤ 5% ⟹ $H_V(1)$ annehmen								
$\bar{x}$	17	9	4	1	21	6	23	0
SEM	5	3	2	1	5	3	7	0
(min, max)	(0, 100)	(0, 60)	(0, 40)	(0, 20)	(0, 100)	(0, 60)	(0, 100)	(0, 0)
z	−1.7650		−1.8257		−2.9341		−2.6656	
p	0.0776		0.0679		0.0033		0.0077	
Datens. unterscheiden sich	n.s.		n.s.		s.		s.	
Wartekontrollgruppe n = 25 Vorher-Nachher-Fragebögen Wilcoxon-Test p ≤ 5% ⟹ $H_V(1)$ annehmen								
$\bar{x}$	24	16	9	10	10	8	17	18
SEM	7	5	5	6	4	4	5	5
(min, max)	(0, 100)	(0, 100)	(0, 100)	(0, 100)	(0, 80)	(0, 80)	(0, 80)	(0, 80)
z	−1.3522		−0.4226		−0.5601		−0.1048	
p	0.1763		0.6726		0.5754		0.9165	
Datens. unterscheiden sich	n.s.		n.s.		n.s.		n.s.	

Tabelle 23. Ergebnisse zu den Unterschiedshypothesen bezüglich der Veränderung physiologischer Parameter

		relative PWC$_{170}$ (Watt/kg KG) nachher	FEV1 (% d. Soll-wertes) nachher	Ruhe-herzfrequenz (Schläge/min) nachher	3-Stufen-Fahrradergometrie Lactatkonzentration (mmol/l) Belastung nachher	Erholung nachher
Waldlaufgruppe	$\bar{x}$	2.41	115	78	4.67	3.17
n = 14	SEM	0.11	4	2	0.47	0.43
	(min, max)	(1.72, 3.04)	(82, 140)	(66, 92)	(1.89, 8.10)	(1.00, 5.78)
Schwimmgruppe	$\bar{x}$	2.58	115	87	3.70	2.34
n = 7	SEM	0.12	5	5	0.53	0.47
	(min, max)	(2.10, 3.03)	(98, 128)	(73, 106)	(1.68, 5.46)	(0.88, 4.46)
Fahrradgruppe	$\bar{x}$	2.62	112	89	3.97	2.61
n = 9	SEM	0.25	5	3	0.39	0.31
	(min, max)	(1.77, 3.97)	(85, 133)	(76, 106)	(2.02, 5.57)	(0.95, 3.81)
Kegelgruppe	$\bar{x}$	1.91	108	84	5.30	5.40
n = 6	SEM	0.28	8	5	0.53	0.71
	(min, max)	(0.96, 3.03)	(72, 126)	(70, 100)	(3.03, 6.85)	(3.00, 8.14)
Kontrollgruppe	$\bar{x}$	2.26	113	87	4.34	3.84
n = 14	SEM	0.15	6	3	0.49	0.56
	(min, max)	(1.44, 3.56)	(77, 149)	(70, 110)	(0.66, 6.85)	(0.59, 7.39)
Wartekontroll-gruppe	$\bar{x}$	2.26	117	80	4.71	4.29
n = 7	SEM	0.21	4	4	0.54	0.78
	(min, max)	(1.76, 3.06)	(101, 130)	(65, 92)	(2.64, 6.49)	(0,91, 6.56)

H-Test, ohne Wartekontrollgr.	Chi²	6.4995	0.6582	6.3132	4.7758	11.2222
	p	0.1648	0.9564	0.1770	0.3111	0.0242
$p \leq 5\% \Rightarrow H_U(1)$ annehmen	Gruppen unterscheiden sich	n.s.	n.s.	n.s.	n.s.	s.
H-Test, ohne Fahrradgruppe	Chi²	6.1450	0.8608	4.9596	3.3361	9.2959
	p	0.1886	0.9301	0.2915	0.5032	0.0541
$p \leq 5\% \Rightarrow H_U(1)$ annehmen	Gruppen unterscheiden sich	n.s.	n.s.	n.s.	n.s.	n.s.

Tabelle 24. Ergebnisse zu den Hypothesen bezüglich sportartspezifischer Unterschiede in den Variablen zur Therapieadaption

		Verbesserung der aktuellen Stoffwechsellage	Berücksichtigung d. Stoffwechselauswirkungen du. Ausdauersport	rel. Häufigkeit von Hypoglykämien (%)	rel. Häufigkeit von Blutglukoseanstiegen (%)	durchschnittl. Blutglukoseabfall in 45 min (mg/dl)	Selbsteinschätz. der Therapieanpassungsfähigk. nachher
Waldlaufgruppe	$\bar{x}$	3.2	3.0	27	6	87	4.1
n = 14	SEM	0.2	0.2	6	2	6	0.1
	(min, max)	(2.3, 4.7)	(2.1, 4.6)	(0, 56)	(0, 29)	(50, 132)	(3.6, 4.4)
Schwimmgruppe	$\bar{x}$	3.1	3.1	11	1	101	3.8
n = 7	SEM	0.2	0.2	5	1	9	0.2
	(min, max)	(2.4, 3.8)	(2.3, 3.8)	(0, 30)	(0, 9)	(74, 134)	(3.1, 4.6)
Fahrradgruppe	$\bar{x}$	3.0	3.2	12	7	46	3.9
n = 9	SEM	0.2	0.2	5	4	4	0.1
	(min, max)	(1.8, 3.8)	(2.5, 4.0)	(0, 33)	(0, 38)	(33, 68)	(3.2, 4.2)
Kegelgruppe	$\bar{x}$	3.1	Daten nicht erhoben	0	10	16	3.8
n = 6	SEM	0.4		0	8	2	0.1
	(min, max)	(1.5, 4.0)		(0, 0)	(0, 50)	(11, 21)	(3.2, 4.1)
Kontrollgruppe	$\bar{x}$	Daten nicht erhoben	Daten nicht erhoben	Daten nicht erhoben	Daten nicht erhoben	Daten nicht erhoben	3.7
n = 14	SEM						0.2
	(min, max)						(2.8, 4.7)
Wartekontrollgruppe	$\bar{x}$	Daten nicht erhoben	Daten nicht erhoben	Daten nicht erhoben	Daten nicht erhoben	daten nicht erhoben	3.9
n = 7	SEM						0.1
	(min, max)						(3.5, 4.0)

H-Test, ohne Wartekontrollgr.

Chi²	0.5696	0.9632	11.0082	2.1584	25.2886
p	0.9034	0.6178	0.0117	0.5402	0.0000
Gruppen unterscheiden sich $p \leq 5\% \Rightarrow H_U(1)$ annehmen	n.s.	n.s.	s.	n.s.	s.

H-Test, ohne Fahrradgruppe

Chi²	5.0883	4.6302
p	0.2784	0.3274
Gruppen unterscheiden sich $p \leq 5\% \Rightarrow H_U(1)$ annehmen	n.s.	n.s.

Multiple Vergleiche
1 2 3 4
      * 1

Multiple Vergleiche
1 2 3 4
    * * 1
    * * 2

* Ein Stern signalisiert signifikante Einzelvergleiche auf dem 5%-Niveau.

Tabelle 25. Ergebnisse zu den Hypothesen bezüglich therapieformspezifischer Unterschiede in den Variablen zur Therapieadaption

		Verbesserung der aktuellen Stoffwechsellage	Berücksichtigung der Stoffwechselauswirkungen du. Ausdauersport	rel. Häufigkeit von Hypoglykämien (%)	rel. Häufigkeit von Blutglukoseanstiegen (%)	Selbsteinschätzung der Therapieanpassungsfähigkeit nachher
Konventionelle Therapie	$\bar{x}$	3.0	2.9	14	6	3.8
	SEM	0.2	0.1	5	4	0.1
	(min, max)	(2.0, 4.0)	(2.2, 3.4)	(0, 56)	(0, 50)	(3.0, 4.7)
	n	14	11	14	14	22
Pen	$\bar{x}$	3.1	3.2	19	4	4.0
	SEM	0.2	0.2	5	1	0.1
	(min, max)	(1.5, 4.3)	(2.1, 4.3)	(0, 55)	(0, 15)	(3.1, 4.6)
	n	15	14	15	15	18
Pumpe	$\bar{x}$	3.3	3.2	11	11	3.8
	SEM	0.4	0.4	5	6	0.2
	(min, max)	(1.8, 4.7)	(2.3, 4.6)	(0, 40)	(0, 38)	(2.8, 4.2)
	n	7	5	7	7	10
H-Test	Chi^2	0.4146	1.2017	0.5248	0.5535	2.4051
$p \leq 5\% \Rightarrow H_U(1)$ annehmen	p	0.8128	0.5483	0.7692	0.7582	0.3004
	Gruppen unterscheiden sich	n.s.	n.s.	n.s.	n.s.	n.s.

Tabelle 26. Ergebnisse zur Unterschiedshypothese bezüglich der Veränderung der Einstellung zum Sport

		Soziale Erfahrung nachher
Waldlaufgruppe	$\bar{x}$	3.9
n = 14	SEM	0.2
	(min, max)	(2.4, 4.8)
Schwimmgruppe	$\bar{x}$	3.1
n = 7	SEM	0.2
	(min, max)	(2.4, 3.8)
Fahrradgruppe	$\bar{x}$	3.6
n = 9	SEM	0.2
	(min, max)	(2.9, 4.5)
Kegelgruppe	$\bar{x}$	4.1
n = 6	SEM	0.1
	(min, max)	(3.9, 4.3)
Kontrollgruppe	$\bar{x}$	3.5
n = 14	SEM	0.2
	(min, max)	(2.7, 4.6)
Wartekontrollgruppe	$\bar{x}$	3.4
n = 7	SEM	0.2
	(min, max)	(2.6, 4.4)
H-Test, ohne	Chi^2	13.7105
Wartekontrollgr.	p	0.0083
$p \leq 5\% \Rightarrow H_U(1)$	Gruppen unter-	
annehmen	scheiden sich	s.
H-Test, ohne	Chi^2	13.4722
Fahrradgruppe	p	0.0092
$p \leq 5\% \Rightarrow H_U(1)$	Gruppen unter-	
annehmen	scheiden sich	s.

Der H-Test weist zwar signifikante sportspezifische Unterschiede in den Posttestdaten der Subskala „Soziale Erfahrung" zwischen mindestens zwei Gruppen nach, die anschließend durchgeführten multiplen Mittelwertvergleiche (Bauer, 1986, 86) ergeben jedoch keine auf dem 5%-Niveau gesicherten Unterschiede zwischen je zwei Gruppen.

4.2.2.4 Aktuelle Befindlichkeit

Der H-Test zur Überprüfung der Gruppengleichheit in bezug auf die Pretest-daten ergibt, daß für alle Befindlichkeitsskalen mit Ausnahme der „Energie-losigkeit" Unterschiede zwischen den Gruppen bestehen. Als Veränderungs-maß zur Überprüfung von $H_{U12}(1)$ wird deshalb gemäß den Ausführungen in

Tabelle 27. Ergebnisse zur Unterschiedshypothese bezüglich der Veränderung der aktuellen Befindlichkeit

(Posttestwert minus Pretestwert d. proz. Anteils d. mit „ja" beantworteten Adjektive)

		Aktiviertheit	gehobene Stimmung	Besinnlichkeit	Ruhe	Erregtheit	Ärger	Deprimiertheit	Energielosigkeit
Waldlaufgruppe n = 76 Vorher-Nachh.-Frageb.	$\bar{x}$	16	12	-7	13	-8	-4	-3	-5
	SEM	4	3	3	4	3	2	1	3
	(min, max)	(-80, 100)	(-80, 100)	(-80, 40)	(-100, 100)	(-80, 60)	(-80, 20)	(-60, 20)	(-100, 80)
Schwimmgruppe n = 37 Vorher-Nachh.-Frageb.	$\bar{x}$	26	28	-19	28	-8	-12	-18	-6
	SEM	7	7	5	8	5	5	4	5
	(min, max)	(-100, 100)	(-60, 100)	(-80, 40)	(-80, 100)	(-100, 40)	(-100, 40)	(-80, 20)	(-80, 60)
Fahrradgruppe n = 44 Vorher-Nachh.-Frageb.	$\bar{x}$	4	13	0	19	-10	-12	-9	-5
	SEM	4	4	2	5	4	5	3	4
	(min, max)	(-40, 80)	(-40, 60)	(-40, 60)	(-60, 100)	(-100, 40)	(-100, 60)	(-80, 40)	(-100, 100)
Kegelgruppe n = 27 Vorher-Nachh.-Frageb.	$\bar{x}$	36	22	-34	36	-8	-4	-15	-23
	SEM	7	7	7	7	4	2	4	7
	(min, max)	(-20, 100)	(-20, 100)	(-100, 0)	(0, 100)	(-80, 20)	(-40, 0)	(-60, 0)	(-100, 0)
Wartekontroll-gr. n = 25 Vorh.-Nachh.-Frageb.	$\bar{x}$	-2	12	-5	2	-8	2	-2	1
	SEM	7	3	5	6	5	6	4	4
	(min, max)	(-60, 80)	(-20, 40)	(-60, 60)	(-40, 80)	(-80, 20)	(-100, 100)	(-60, 40)	(-40, 80)
H-Test	Chi²	25.3136	4.5703	24.6151	17.0390	1.1068	6.4719	18.4208	7.8724
$p \leq 5\% \Rightarrow H_U(1)$ annehmen	p	0.0000	0.3343	0.0001	0.0019	0.8932	0.1666	0.0010	0.0964
	Gruppen unterscheiden sich	s.	n.s.	s.	s.	n.s.	n.s.	s.	n.s.

Multiple Vergleiche (Aktiviertheit) 1 2 3 4 5:
```
        1
    * * 2
      * 3
      * 4
```

Multiple Vergleiche (Besinnlichkeit) 1 2 3 4 5:
```
        *  1
      *    2
           3
```

Multiple Vergleiche (Ruhe) 1 2 3 4 5:
```
  1
  2
  3
  4
```

Multiple Vergleiche (Deprimiertheit) 1 2 3 4 5:
```
  1
  2
  3
* 4
```

* Ein Stern signalisiert signifikante Einzel-vergleiche auf dem 5%-Niveau.

Kapitel 4.1 die Differenz zwischen Posttestwert und Pretestwert genommen. Für die Befindlichkeitsskala „Energielosigkeit" wird aus Gründen der besseren Vergleichbarkeit ebenfalls mit Differenzwerten gerechnet. Die Ergebnisse der multiplen Mittelwertvergleiche (Bauer, 1986, 86) können dem unteren Teil der Tabelle 27 entnommen werden. Für die Befindlichkeitsskala „Deprimiertheit" ergibt sich kein signifikanter Unterschied zwischen je zwei Gruppen.

4.2.3 Zusammenhangshypothesen

4.2.3.1 Stoffwechseleinstellung

Der Abb.8 kann entnommen werden, daß zwischen der Therapieform und den Posttestdaten zum „Einsatz von Sport zur gezielten Verbesserung der Blutzuckereinstellung" kein statistisch signifikanter Zusammenhang besteht. Die als Likert-Skala vorliegende Variable wurde zur Analyse gemäß den Angaben an der linken Seite der Kontingenztafel in Klassen eingeteilt.

```
              COUNT  I
              ROW PCT IKT        PEN         PUMPE        ROW
              COL PCT I                                   TOTAL
              TOT PCT I      1I        2I          3I
             ---------+---------+---------+---------+
                      I     3   I    2   I     2   I      7
EINS.SEHR SELTEN      I  42.9   I 28.6   I  28.6   I   14.0
      1.0 THRU 1.9    I  13.6   I 11.1   I  20.0   I
                      I   6.0   I  4.0   I   4.0   I
             +---------+---------+---------+---------+
                      I     8   I    5   I     6   I     19
EINS.V.SP.SELTEN      I  42.1   I 26.3   I  31.6   I   38.0
      2.0 THRU 2.9    I  36.4   I 27.8   I  60.0   I
                      I  16.0   I 10.0   I  12.0   I
             +---------+---------+---------+---------+
                      I     6   I    7   I     1   I     14
EINS.V.SP.OFT         I  42.9   I 50.0   I   7.1   I   28.0
      3.0 THRU 3.9    I  27.3   I 38.9   I  10.0   I
                      I  12.0   I 14.0   I   2.0   I
             +---------+---------+---------+---------+
                      I     5   I    4   I     1   I     10
EINSATZ SEHR OFT      I  50.0   I 40.0   I  10.0   I   20.0
      4.0 THRU 5.0    I  22.7   I 22.2   I  10.0   I
                      I  10.0   I  8.0   I   2.0   I
             +---------+---------+---------+---------+
                COLUMN       22         18        10        50
                TOTAL      44.0       36.0      20.0     100.0

CHI-SQUARE      D.F.      SIGNIFICANCE        MIN E.F.      CELLS WITH E.F.< 5
----------      ----      ------------        --------      ------------------

  4.70046         6          0.5828            1.400        8 OF    12 ( 66.7%)
    STATISTIC                  VALUE             SIGNIFICANCE
    ---------                  -----             ------------

CRAMER'S V                        0.21681
GAMMA                            -0.17301
NUMBER OF MISSING OBSERVATIONS.=  _    0
```

Abb. 8. Ergebnisse zur Zusammenhangshypothese zwischen Therapieform und Einsatz von Sport zur gezielten Verbesserung der Blutzuckereinstellung

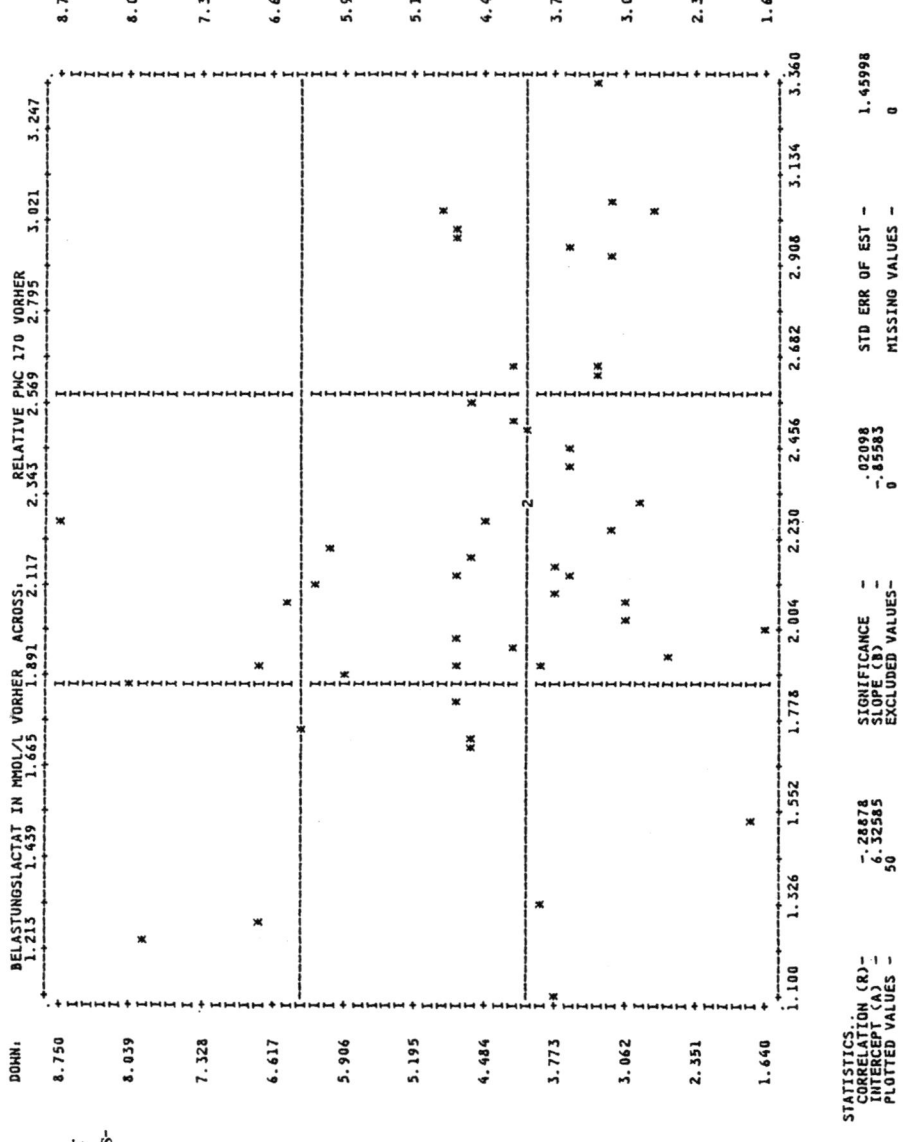

Abb. 9. Ergebnisse zur Zusammenhangshypothese zwischen relativer PWC$_{170}$ und Belastungslactatkonzentration, Pretestdaten

Abb. 10. Ergebnisse zur Zusammenhangshypothese zwischen relativer PWC_{170} und Belastungslactatkonzentration, Posttestdaten

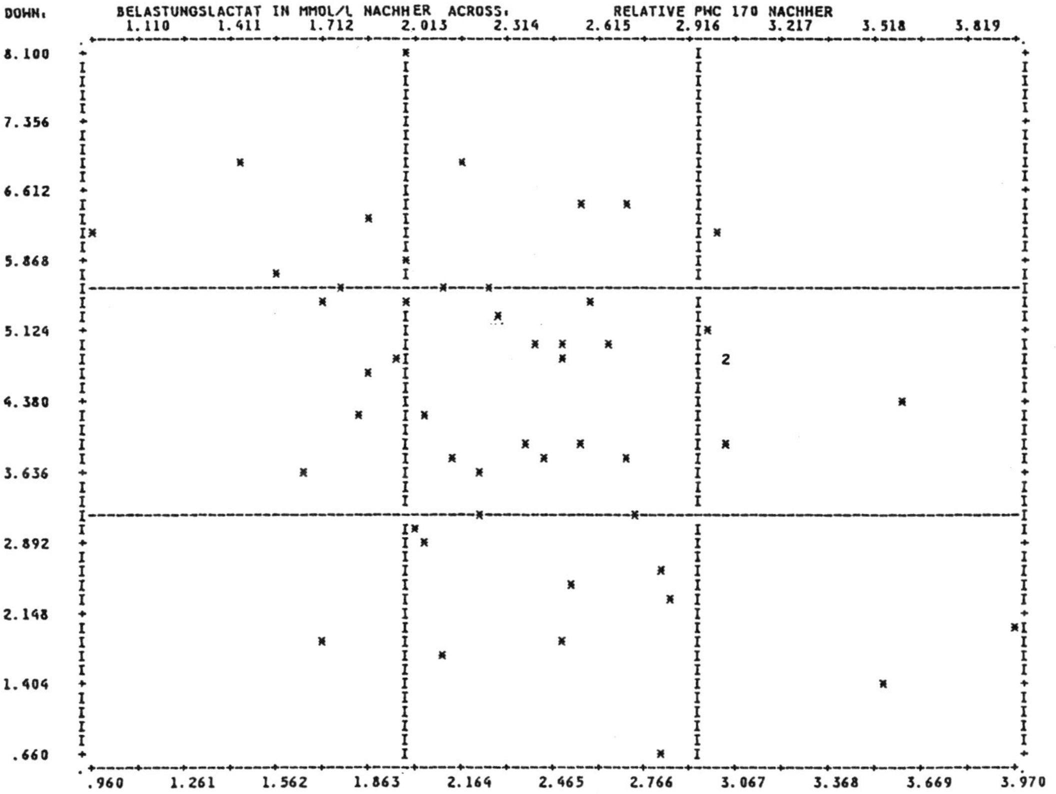


```
STATISTICS..
  CORRELATION (R)-      -.36138     SIGNIFICANCE    -      .00496     STD ERR OF EST -     1.51961
  INTERCEPT (A)   -     6.78893     SLOPE (B)       -    -1.01257
  PLOTTED VALUES  -     50          EXCLUDED VALUES-       0          MISSING VALUES -     0
```

Tabelle 28. Ergebnis zur Zusammenhangshypothese zwischen dem Ausmaß an sportlicher Betätigung und der relativen PWC_{170}

Fälle n	Spearmanscher Rang- korrelationskoefficient	p	Der Zusammen- hang ist
50	−0.0430	0.383	n.s.

4.2.3.2 Physiologische Parameter

Die Prüfung auf Normalverteilung mit dem Kolmogorov-Smirnov-Anpassungstest ergibt für die relative PWC_{170} der Pretestmessung und die Belastungslactatkonzentration der Pre- und Posttestmessung, daß die Datensätze einer normalverteilten Grundgesamtheit entstammen. Bei der Prüfung der relativen PWC_{170} der Posttestmessung ergibt sich ein $p=0.076$ ($n=50$). Da aber Schiefe (0.96) und Exzeß (0.99) der Verteilung deutlich unter 1.64 liegen, wird auch für diesen Datensatz für die weitere Analyse von einer Normalverteilung ausgegangen. Abbildung 9 enthält die Ergebnisse zur Zusammenhangshypothese für die Pretestdaten, Abb. 10 die für die Posttestdaten. Beide Pearsonsche Produkt-Moment-Korrelationskoeffizienten sind statistisch signifikant. Die Prüfung mit dem Spearmanschen Rangkorrelationskoeffizienten liefert übrigens identische Ergebnisse.

Die Untersuchung des Zusammenhangs zwischen dem Ausmaß an sportlicher Betätigung (Störvariable beim Diabetikersportgruppenexperiment, s. Kapitel 3.1.4.4 und 9.4.5) und der relativen PWC_{170} (Pretestmessung) ergibt keinen statistisch signifikanten Spearmanschen Rangkorrelationskoeffizienten (Tabelle 28).

4.2.3.3 Therapieadaption

Die Ergebnisse der Prüfung der Zusammenhangshypothesen $H_{Z4}(1)$ und $H_{Z5}(1)$ gibt Tabelle 29 wieder. Die Zusammenhänge sind zwar positiv, aber statistisch nicht signifikant.

4.2.3.4 Einstellung zum Sport

Die Ergebnisse der Zusammenhangsuntersuchungen zwischen den sechs Subskalen zur Einstellung zum Sport (Pretestmessung) und dem Ausmaß an sportlicher Betätigung können Tabelle 30 entnommen werden.

4.2.4 Anpassung der Kohlenhydratzufuhr und Insulindosis

Die in diesem Kapitel enthaltenen Tabellen sollen über die Therapieanpassungen der Sportgruppenteilnehmer des Diabetikersportgruppenexperiments informieren. Um in der Therapie des TypI-Diabetes Hypoglykämien bei sportlichen ·̶̶·̶·̶·̶·̶·̶·̶·̶·̶·̶·̶·̶·̶·̶·̶·̶·̶ ~hwenden zu können, müssen zusätzliche Kohlenhydrate (Zusatz-

Tabelle 29. Ergebnisse zu den Zusammenhangshypothesen bezüglich einiger Indizes zur Therapieadaption

Geprüft wird der Zusammenhang zwischen	Fälle n	Spearmanscher Rangkorr. koef.	p	Der Zusammenhang ist
„Ausmaß an sportlicher Betätigung" und „Selbsteinschätzung der Therapieanpassungsfähigkeit" (Pretestmessung)	50	0.1638	0.128	n.s.
„Berücksichtigung der Stoffwechselauswirkungen durch Ausdauersport" und „Selbsteinschätzung der Therapieanpassungsfähigkeit" (Posttestmessung)	30	0.2956	0.056	n.s.

BE) aufgenommen werden bzw. die Insulindosis muß reduziert werden. Der Umfang dieser Maßnahmen zur Verhinderung bewegungsinduzierter Hypoglykämien hängt neben der Dauer und der Intensität der sportlichen Betätigung vor allen Dingen von der Ausgangsblutglukosekonzentration und der aktuellen Insulinämie ab. Bei den folgenden Tabellen wird deshalb differenziert nach dem Ausgangsblutglukosewert, der aktuellen Insulinämie zu Beginn der sportlichen Aktivität und zusätzlich nach der Therapieform, um eventuelle therapieformspezifische Unterschiede aufzeigen zu können.

Der Praktikabilität halber wird zwischen einer zu Beginn des Sports bestehenden stärkeren Insulinämie (in den Tabellen durch ein „+" gekennzeichnet) und einer normalen bis geringen Insulinämie (in den Tabellen durch ein „−" gekennzeichnet) unterschieden, die für jede Therapieform gemäß den Angaben in Tabelle 31 vorliegen.

Da in der Regel der Abstand zur letzten Mahlzeit bei verstärkter Insulinämie kürzer und bei normaler bis geringer Insulinämie länger sein wird, wurde der aktuelle Ernährungszustand, also insbesondere wann und was zuletzt aufgenommen wurde, als beeinflussender Faktor nicht berücksichtigt. Die Ausgangsblutglukosekonzentration wird entsprechend den Angaben in den Tabellen in sechs Kategorien unterteilt.

Die Tabellen 32–35 enthalten jeweils die durchschnittliche Menge an Zusatz-BE, die vor dem Sport aufgenommen werden mußte, um danach einen Blutglukosewert zwischen 80 und 120 mg/dl zu erhalten. Für jeden Probanden wurde dabei

Tabelle 30. Ergebnisse zu den Zusammenhangshypothesen zwischen der Einstellung zum Sport (Pretestmessung) und dem Ausmaß an sportlicher Betätigung

Geprüft wird der Zusammenhang zwischen	Fälle n	Spearmanscher Rangkorr. koef.	p	Der Zusammenhang ist
„Soziale Erfahrung" und „Ausmaß an sp. Bet."	50	0.0464	0.375	n.s.
„Gesundheit/Fitness" und „Ausmaß an sp. Bet."	50	0.0951	0.256	n.s.
„Spannung/Risiko" und „Ausmaß an sp. Bet."	50	0.1749	0.112	n.s.
„Ästhetische Erfahr." und „Ausmaß an sp. Bet."	50	0.3344	0.009	s.
„Katharsis" und „Ausmaß an sp. Bet."	50	0.2125	0.069	n.s.
„Asketische Erfahr." und „Ausmaß an sp. Bet."	50	0.2460	0.043	s.

Tabelle 31. Einteilungskriterien für die aktuelle Insulinämie zu Beginn der sportlichen Aktivität bei den Therapieformen

	verstärkte Insulinämie +	normale bis geringe Insulinämie —
KT	Der Sport wird im Bereich der maximalen Wirkung des Depotinsulins (2–6 h nach Applikation) oder Normalinsulins (spätestens 2 h nach Applikation) getrieben.	sonst
Pen	Der Sport wird im Wirkbereich eines Bolus (spätestens 2 h nach Applikation) getreiben.	sonst (nur das Basalinsulin ist wirksam)
Pumpe	Der Sport wird im Wirkbereich eines Bolus (spätestens 2 h nach Applikation) getreiben.	sonst (nur die Basalrate ist wirksam)

Tabelle 32. Zusatz-BE vorher zur Erzielung eines Blutglukosewertes zwischen 80 und 120 mg/dl nach dem Sport, Waldlaufgruppe

Ausgangsblutglu-kosekonzentration (mg/dl)	KT Insulinämie		Pen Insulinämie		Pumpe Insulinämie	
	+	−	+	−	+	−
< 50	4		6.5	7	3	3.5
50 ≤ BG < 80	3	2.5	3.5	3	4	2.5
80 ≤ BG ≤ 120	2	2	2.5	2	1	2
120 < BG ≤ 150	3	0.5	3	1.5		1
150 < BG ≤ 200	1	0	1.5	0	1	1
200 < BG	0	0	0.5	0	1	0

Tabelle 33. Zusatz-BE vorher zur Erzielung eines Blutglukosewertes zwischen 80 und 120 mg/dl nach dem Sport, Schwimmgruppe

Ausgangsblut-glukosekonzentration (mg/dl)	KT Insulinämie		Pen Insulinämie	
	+	−	+	−
< 50	5.5	3		
50 ≤ BG < 80	3	1.5	3	2
80 ≤ BG ≤ 120	3	1.5	2.5	2
120 < BG ≤ 150		0.5	1.5	0.5
150 < BG ≤ 200	0.5	0	1	0
200 < BG	0	0	0.5	0.5

die dafür benötigte mittlere BE-Zahl der entsprechenden Zelle errechnet, angegeben wird in der Zelle das arithmetische Mittel über diese mittleren BE-Zahlen. Leere Zellen bedeuten, daß hier keine entsprechenden Daten vorliegen.

Die Tabellen 36–39 enthalten jeweils die durchschnittlichen Mengen an Zusatz-BE, die die Probanden nach dem Sport in Abhängigkeit von der Blutglukosekonzentration bei Beendigung der sportlichen Aktivität aufgenommen haben. Bei Zielblutglukosewerten über 120 mg/dl nahmen die Teilnehmer der Sportgruppen generell keine zusätzlichen Kohlenhydrate mehr auf. Angegeben sind wieder entsprechend den obigen Tabellen das arithmetische Mittel für jede Zelle; leere Zellen bedeuten das Fehlen entsprechender Daten.

Tabelle 34. Zusatz-BE vorher zur Erzielung eines Blutglukosewertes zwischen 80 und 120 mg/dl nach dem Sport, Fahrradgruppe

Ausgangsblutglukosekonzentration (mg/dl)	KT Insulinämie		Pen Insulinämie		Pumpe Insulinämie	
	+	−	+	−	+	−
< 50				2		
50 ≤ BG < 80	2.5	3	2.5	3		3.5
80 ≤ BG ≤ 120	2.5	2.5	2.5	2.5		2.5
120 < BG ≤ 150	1.5	1.5	1.5	1		2.5
150 < BG ≤ 200	1.5	1	1	3		1
200 < BG	0		0	1		0.5

Tabelle 35. Zusatz-BE vorher zur Erzielung eines Blutglukosewertes zwischen 80 und 120 mg/dl nach dem Sport, Kegelgruppe

Ausgangsblutglukosekonzentration (mg/dl)	KT Insulinämie		Pen Insulinämie		Pumpe Insulinämie	
	+	−	+	−	+	−
< 50		2.5	1.5			
50 ≤ BG < 80		1		1		1.5
80 ≤ BG ≤ 120	0.5	0.5	1	1	0	0
120 < BG ≤ 150	0	0	0		0	0
150 < BG ≤ 200	0	0				0
200 < BG*	0		0	0	0	0

* Blutglukosewerte zwischen 80 und 120 mg/dl nach dem Sport konnten bei diesen Ausgangsblutglukosewerten nicht erzielt werden.

Von den 11 Ausdauersportgruppenteilnehmern mit *konventioneller Therapie* führten lediglich 3 Insulindosisadaptionen durch: Ein Teilnehmer der Schwimmgruppe mußte wegen nächtlicher Hypoglykämien abends vor dem Sport die Kombinationsinsulindosis (30% Normal-, 70% Depotinsulin) um 20% von 15 auf 12 I.E. reduzieren. Ein anderer Proband der Schwimmgruppe reduzierte vor dem Sport den Normalinsulinanteil der Abendinjektion um 100%, eine Teilneh-

Tabelle 36. Zusatz-BE nach dem Sport, Waldlaufgruppe

Zielblut-glukosekonzentration (mg/dl)	KT Insulinämie		Pen Insulinämie		Pumpe Insulinämie	
	+	−	+	−	+	−
< 50	2	1.5	2	2	1.5	1.5
50 ≤ BG < 80	0.5	0.5	1	0	2	1
80 ≤ BG ≤ 120	0	0	0.5	0		0.5

Tabelle 37. Zusatz-BE nach dem Sport, Schwimmgruppe

Zielblut-glukosekonzentration (mg/dl)	KT Insulinämie		Pen Insulinämie	
	+	−	+	−
< 50	2	1.5		1.5
50 ≤ BG < 80	1	0	1	0.5
80 ≤ BG ≤ 120	0.5	0	0	0

Tabelle 38. Zusatz-BE nach dem Sport, Fahrradgruppe

Zielblut-glukosekonzentration (mg/dl)	KT Insulinämie		Pen Insulinämie		Pumpe Insulinämie	
	+	−	+	−	+	−
< 50	2		1.5	1.5		
50 ≤ BG < 80	1	1	0.5	0.5		
80 ≤ BG ≤ 120	0	0	0	0		0

merin der Fahrradgruppe praktizierte die entsprechende Reduktion, allerdings nur um 40%.

Die Probanden mit *Pentherapie* führten aufgrund der sportlichen Aktivitäten des Diabetikersportgruppenexperiments keine Reduktion der Basalinsulindosis durch. Normalinsulindosisreduktionen (Bolusreduktionen) wurden bei der *Pen- oder Pumpentherapie* vor dem Sport von einigen Teilnehmern der Ausdauersport-

Tabelle 39. Zusatz-BE nach dem Sport, Kegelgruppe

Zielblut-glukosekonzentration (mg/dl)	KT Insulinämie		Pen Insulinämie		Pumpe Insulinämie	
	+	−	+	−	+	−
< 50		2				
$50 \leq BG < 80$		0.5	0			0
$80 \leq BG \leq 120$	0	0.5	0		0	0

Tabelle 40. Durchschnittliche Bolusreduktionen beim Diabetikersportgruppenexperiment

		Bolusreduktion vor dem Sport in % der sonst für die aufgenommene Nahrungsmenge üblichen Dosis
Waldlaufgruppe	$\bar{x}$	44
n = 10	SEM	5
Einzelwerte	(min, max)	(17, 63)
Schwimmgruppe	$\bar{x}$	53
n = 11	SEM	5
Einzelwerte	(min, max)	(25, 71)
Fahrradgruppe	$\bar{x}$	51
n = 14	SEM	6
Einzelwerte	(min, max)	(4, 100)

gruppen vorgenommen, sofern mit der sportlichen Aktivität spätestens 2 h nach Applikation des Bolus begonnen wurde. Tabelle 40 gibt, jeweils getrennt für die Sportgruppen, diese durchschnittlichen Bolusreduktionen in% der sonst für die aufgenommene Nahrungsmenge üblichen Dosis an, die zur Erzielung eines Blutglukosewertes zwischen 80 und 120 mg/dl nach dem Sport angemessen waren. Bolusreduktionen nach der sportlichen Betätigung wurden von keinem Teilnehmer durchgeführt.

Basalratenmodifikationen bei der *Pumpentherapie* wurden lediglich von drei Teilnehmern der Waldlaufgruppe und einer Probandin der Fahrradgruppe vorgenommen. Die diesbezüglichen Adaptionen, die zur Erzielung normoglyk-ämischer Blutglukosewerte nach dem Sport angemessen waren, können der Tabelle 41 entnommen werden. Die Radfahrerin hat im Durchschnitt ihre ̶ ̶̶̶̶̶ 28 min vor dem Ende der Radtouren wieder zurückgestellt.

Tabelle 41. Durchschnittliche Basalratenmodifikationen beim Diabetikersportgruppenexperiment

		Ausgangs-blutglu-kosekon-zentra-tion (mg/dl)	vor-herige Zusatz-BE	Basal-raten-reduktion in % der sonst üblichen Basalr.	zeitlicher Abstand der Basal-ratenab-senkung zum Beginn d. Sports (min)	zeitlicher Abstand der Basal-ratenzu-rückstel-lung vom Ende des Sports (min)
Waldlaufgruppe	x̄	103	1.6	100	0	16
n = 11	SEM	11	0.3	0	0	5
Einzelwerte	(min, max)	(60, 173)	(0, 3)	(100, 100)	(0, 0)	(0, 30)
Fahrradgruppe	x̄	132	1.3	86	78	−28
n = 6	SEM	27	0.5	11	6	22
Einzelwerte	(min, max)	(73, 251)	(0, 3)	(33, 100)	(60, 90)	(−90, 30)

4.3 Fahrradreisen

4.3.1 Veränderungshypothesen

Tabelle 42 enthält alle Ergebnisse zu den Veränderungshypothesen der Fahrrad-reisen im Überblick. Die Insulinsensitivität hat sich während beider Radreisen hoch signifikant verbessert, da p aufgrund des einseitigen Tests noch halbiert werden kann. Die mittlere Blutglukosekonzentration war während beider Radreisen niedriger als vorher, signifikant ist die Veränderung jedoch nur für die Radreise Lüneburger Heide zwischen der MBG, die aus dem vorherigen HbA$_{1c}$ berechnet wurde, und der MBG während dieser Radreise.

4.3.2 Anpassung der Insulinbehandlung und Diät

Die Ergebnisse der erfaßten Variablen zur Therapieadaption sind sowohl für beide Radreisen getrennt als auch für beide zusammen in Tabelle 43 wiedergege-ben.

Da eine morgendliche Basalinsulininjektion von nur 3 der 6 Penpatienten der Radreise Altmühltal-Donau-Passau (und von keinem der 4 Penpatienten der ersten Radreise) durchgeführt wurde, erklärt sich die Abweichung der Fallzahlen bei der prozentualen Reduktion des Basalinsulins (Pen).

Tabelle 44 informiert über die Basalratenmodifikationen, die von den drei Pumpenpatienten während beider Radreisen durchschnittlich vorgenommen worden sind.

Tabelle 42. Ergebnisse zu den Veränderungshypothesen der Fahrradreisen

	MBG (mg/dl)		MBG (mg/dl)		Insulinsensitivität	
	berechn. aus vorher. HbA$_{1c}$	während der Radreise	an 3 Tagen vorher ohne Sport	während der Radreise	K$_{vorher}$	K$_{Radreise}$
Lüneburger Heide						
n = 8						
$\bar{x}$	150	130	136	130	1.03	0.78
SEM	12	8	10	8	0.08	0.05
(min, max)	(117, 197)	(98, 158)	(90, 178)	(98, 158)	(0.72, 1.29)	(0.50, 0.96)
Wilcoxon-Test z	-2.2404		-0.9802		-2.5205	
p ≤ 5% (10%) ⇒ p	0.0251		0.3270		0.0117	
H$_V$(1) annehmen Datens. unterscheiden sich	s.		n.s.		s.	
Altmühltal-Donau-Passau						
n = 10						
$\bar{x}$	139	125	129	125	1.10	0.81
SEM	10	5	6	5	0.08	0.05
(min, max)	(107, 210)	(95, 145)	(92, 170)	(95, 145)	(0.81, 1.52)	(0.64, 1.20)
Wilcoxon-Test z	-1.3760		-0.6625		-2.8031	
p ≤ 5% (10%) ⇒ p	0.1688		0.5076		0.0051	
H$_V$(1) annehmen Datens. unterscheiden sich	n.s.		n.s.		s.	

Tabelle 43. Ergebnisse zur Therapieanpassung bei den Fahrradreisen

	Relative Änderung der KH-Zufuhr von		Prozentuale Reduktion		Prozentuale Reduktion des Basalinsulins (Pen)		Prozentuale Änderung der prandialen Dosen (Pen/Pumpe)		Adaptionsquotient Q Pen/Pumpe
	6–18 h	18–6 h	der Morgendosis, KT	der Abenddosis, KT	morgens	abends	von 6–18 h	von 18–6 h	
Radreise Lüneburger Heide									
x̄	81	29	20	1		5	–3	3	0.73
SEM	11	11	2	1		5	16	18	0.03
(min, max)	(36, 145)	(–37, 75)	(18, 22)	(0, 2)	0	(0, 20)	(–50, 61)	(–67, 63)	(0.60, 0.83)
n	8	8	2	2		4	6	6	6
Radreise Altmühltal Donau-Passau									
x̄	49	49	23	16	40	8	–16	11	0.69
SEM	12	14	2	8	7	5	4	10	0.02
(min, max)	(–4, 113)	(–20, 120)	(20, 27)	(0, 28)	(33, 54)	(0, 30)	(–33, 0)	(–32, 44)	(0.60, 0.77)
n	10	10	3	3	3	6	7	7	7
beide Radreisen zusammen									
x̄	63	40	22	10	40	7	–10	7	0.71
SEM	9	9	2	6	7	3	8	9	0.02
(min, max)	(–4, 145)	(–37, 120)	(18, 27)	(0, 28)	(33, 54)	(0, 30)	(–50, 61)	(–67, 63)	(0.60, 0.83)
n	18	18	5	5	3	10	13	13	13

Tabelle 44. Durchschnittliche Basalratenmodifikationen bei den Fahrradreisen

		Prozentuale Reduktion der Basalrate während der Radreise	Zeitlicher Abstand d. Basalratenabsenkung zum Beginn der Radtouren (min)	Zeitlicher Abstand d. Basalratenzurückstellung vom Ende der Radtouren (min)	Prozentuale Reduktion der Basalrate während der Absenkungsphase
Pumpen-	x̄	13	25	20	68
patienten	SEM	2	21	12	10
n = 3	(min, max)	(11, 17)	(3, 66)	(6, 43)	(51, 87)

4.4 Fahrradergometerexperiment

Die folgenden Tabellen informieren über die durchschnittlichen Herzfrequenzen und Belastungsblutdruckwerte bei den Belastungsstufen des Fahrradergometerexperiments (Tabellen 45 und 46). Durch den U-Test von Mann-Whitney ergeben sich bis auf zwei Ausnahmen (durchschnittliche Herzfrequenz der 1. und 3. Belastungsstufe) keine statistisch signifikanten ($p > 5\%$) Gruppenunterschiede. Die in Ruhe bestehende Herzfrequenzdifferenz von 11 Schlägen/min zwischen Versuchs- und Kontrollgruppe (s. Tabelle 14) ist bei allen Belastungsstufen ungefähr im gleichen Ausmaß feststellbar. Drei Probanden der Versuchsgruppe mußten bei der höchsten Belastungsstufe vorzeitig (einer nach 10, die beiden anderen nach 20 min) wegen Ermüdung abbrechen.

4.4.1 Veränderungshypothesen

Tabelle 47 enthält die Ergebnisse zu den Veränderungshypothesen bezüglich des HbA_1 und HbA_{1c}. Der Wilcoxon-Test weist nur für die Kontrollgruppe beim HbA_{1c} einen signifikanten Anstieg nach.

4.4.2 Unterschiedshypothesen

4.4.2.1 Blutglukosekonzentration

Die Blutglukosekonzentration (ausgedrückt in % des Initialwertes), die 10 min vor Beginn jeder Ergometrie bestimmt wurde, unterscheidet sich an den sechs Belastungstagen nicht signifikant:
Friedman-Test: Chi^2=4.0816, p=0.5377 für die Versuchsgruppe
                 Chi^2=8.5000, p=0.1307 für die Kontrollgruppe.

Tabelle 45. Durchschnittliche Herzfrequenzen bei den Belastungsstufen des Fahrradergometerexperiments

		Durchschnittl. Herzfrequenz (Schläge/min) der 6.–30. Belastungsminute der					
		1. Bel.stufe	2. Bel.stufe	3. Bel.stufe	4. Bel.stufe	5. Bel.stufe	6. Bel.stufe
Versuchsgruppe	$\bar{x}$	102	108	121	131	146	157
n = 15	SEM	3	3	3	3	4	4
Diabetiker	(min, max)	(82, 123)	(91, 123)	(100, 137)	(114, 150)	(125, 173)	(131, 180)
Kontrollgruppe	$\bar{x}$	93	100	111	122	136	147
n = 10	SEM	3	4	3	4	4	5
Nichtdiabetiker	(min, max)	(78, 106)	(84, 117)	(98, 125)	(105, 138)	(116, 156)	(120, 172)

Tabelle 46. Durchschnittlicher Belastungsblutdruck bei den Belastungsstufen des Fahrradergometerexperiments

Durchschnittlicher Blutdruck (mm Hg) der 6.–30. Belastungsminute der

	1. Belastungsstufe		2. Belastungsstufe		3. Belastungsstufe	
	systolisch	diastolisch	systolisch	diastolisch	systolisch	diastolisch
Versuchsgruppe $\bar{x}$	136	83	146	81	163	81
n = 15 SEM	3	2	3	2	6	2
Diabetiker (min, max)	(120, 155)	(70, 95)	(120, 165)	(70, 95)	(130, 210)	(70, 95)
Kontrollgruppe $\bar{x}$	138	88	146	84	154	84
n = 10 SEM	4	2	4	3	5	3
Nichtdiabetiker (min, max)	(125, 165)	(80, 100)	(130, 175)	(70, 100)	(130, 190)	(70, 100)

Durchschnittlicher Blutdruck (mm Hg) der 6.–30. Belastungsminute der

	4. Belastungsstufe		5. Belastungsstufe		6. Belastungsstufe	
	systolisch	diastolisch	systolisch	diastolisch	systolisch	diastolisch
Versuchsgruppe $\bar{x}$	171	82	188	84	194	83
n = 15 SEM	6	3	7	3	6	3
Diabetiker (min, max)	(140, 225)	(65, 100)	(140, 230)	(70, 110)	(160, 240)	(70, 100)
Kontrollgruppe $\bar{x}$	167	85	180	83	195	84
n = 10 SEM	6	3	8	2	8	2
Nichtdiabetiker (min, max)	(135, 205)	(70, 100)	(140, 215)	(70, 95)	(150, 22)	(70, 95)

Tabelle 47. Ergebnisse zu den Veränderungshypothesen bezüglich des HbA_1/HbA_{1c} beim Fahrradergometerexperiment

		HbA$_1$ (%)		HbA$_{1c}$ (%)	
		vorher	nachher	vorher	nachher
Versuchsgruppe	x̄	7.9	8.1	6.9	7.0
n = 15	SEM	0.2	0.2	0.2	0.2
Diabetiker	(min, max)	(6.7, 9.6)	(7.0, 9.8)	(6.0, 8.7)	(5.8, 8.8)
Wilcoxon-Test	z		−1.3497		−0.2511
p ≤ 5% ⇒ H$_V$(1)	p		0.1771		0.8017
annehmen	Datens. unterscheiden sich		n.s.		n.s.
Kontrollgruppe	x̄	5.7	6.2	4.8	5.1
n = 10	SEM	0.1	0.2	0.1	0.1
Nichtdiabetiker	(min, max)	(5.1, 6.3)	(5.2, 7.0)	(4.3, 5.4)	(4.6, 5.7)
Wilcoxon-Test	z		−1.7838		−2.8031
p ≤ 5% ⇒ H$_V$(1)	p		0.0745		0.0051
annehmen	Datens. unterscheiden sich		n.s.		s.

Es kann also für jede Belastungsstufe von vergleichbaren Blutglukoseausgangsbedingungen ausgegangen werden.

Die folgenden Abbildungen geben die Ergebnisse der Prüfung der ersten Unterschiedshypothese wieder, die aussagt, daß die Belastungsblutglukosekonzentrationen in % des Initialwertes bei den verschiedenen Belastungsstufen unterschiedlich sind. Abbildung 11 enthält die Ergebnisse der Versuchsgruppe zur 10min-Belastungsblutglukosekonzentration, Abb. 12 die zur 20min- und Abb. 13 die zur 30min-Belastungsblutglukosekonzentration; die Abb. 14–16 enthalten die entsprechenden Ergebnisse der Kontrollgruppe.

Der Friedman-Test weist weder für die Versuchs-, noch für die Kontrollgruppe signifikante Unterschiede in den Belastungsblutglukosekonzentrationen (ausgedrückt in % des Initialwertes) bei den verschiedenen Belastungsstufen nach. Die multiplen Mittelwertvergleiche für die Rangvarianzanalyse nach Friedman (Bauer, 1986, 159) würden deshalb, würde man sie durchführen, ausnahmslos nichtsignifikante Ergebnisse liefern. Die Unterschiedshypothese

H$_{U2}$(1): Die Belastungsblutglukosekonzentration in % des Initialwertes ist bei niedrigen und hohen Belastungsintensitäten höher als bei mittleren,

zu dessen Prüfung man diese multiplen Mittelwertvergleiche durchführen müßte, ist deshalb zu verwerfen.

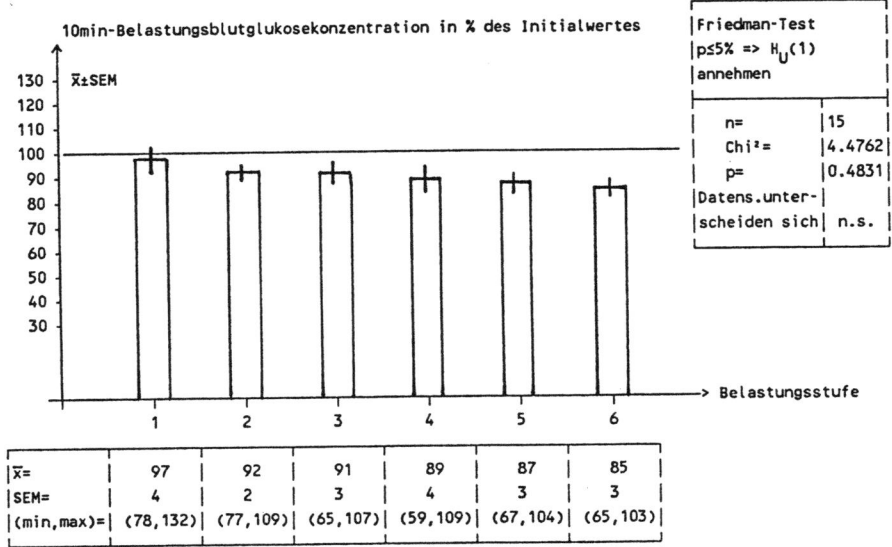

Abb. 11. Ergebnisse zur Unterschiedshypothese bezüglich der 10min-Belastungsblutglukose-konzentration in % des Initialwertes für die Versuchsgruppe

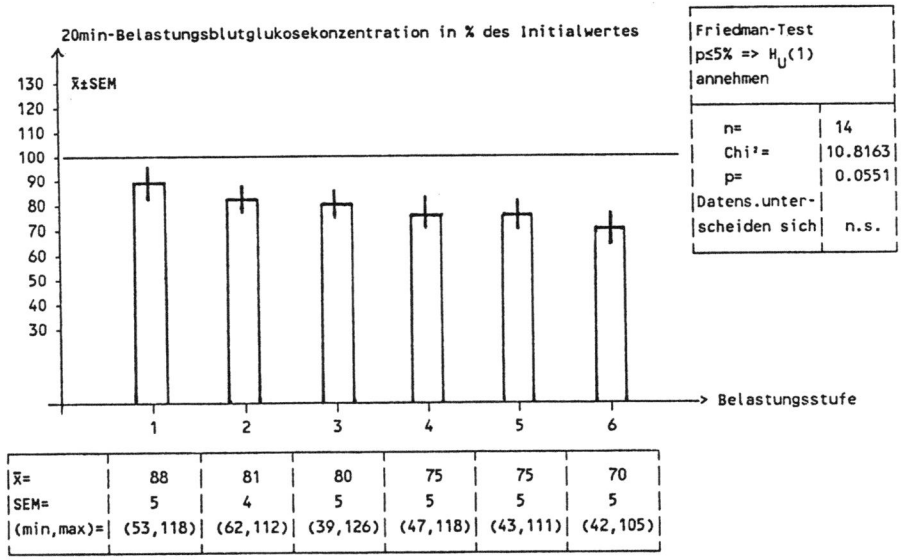

Abb. 12. Ergebnisse zur Unterschiedshypothese bezüglich der 20min-Belastungsblutglukose-konzentration in % des Initialwertes für die Versuchsgruppe

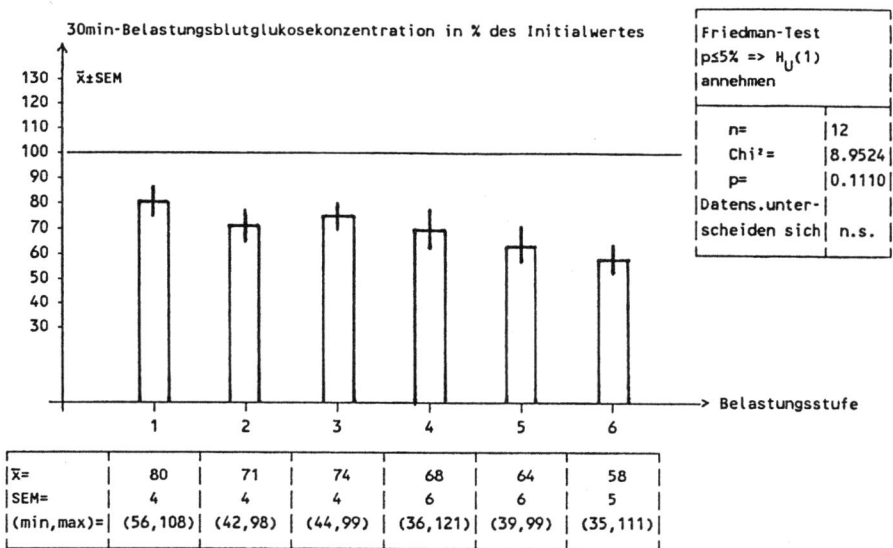

Abb. 13. Ergebnisse zur Unterschiedshypothese bezüglich der 30min-Belastungsblutglukose-konzentration in % des Initialwertes für die Versuchsgruppe

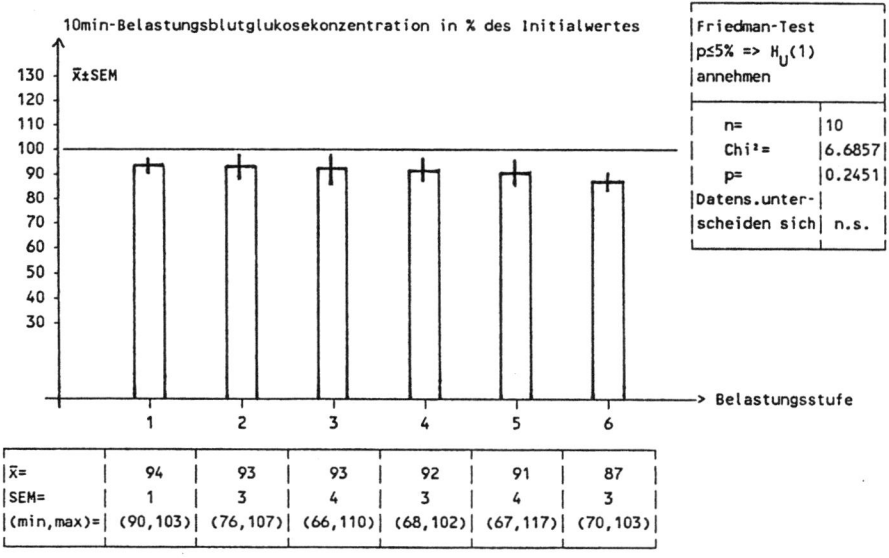

Abb. 14. Ergebnisse zur Unterschiedshypothese bezüglich der 10min-Belastungsblutglukose-konzentration in % des Initialwertes für die Kontrollgruppe

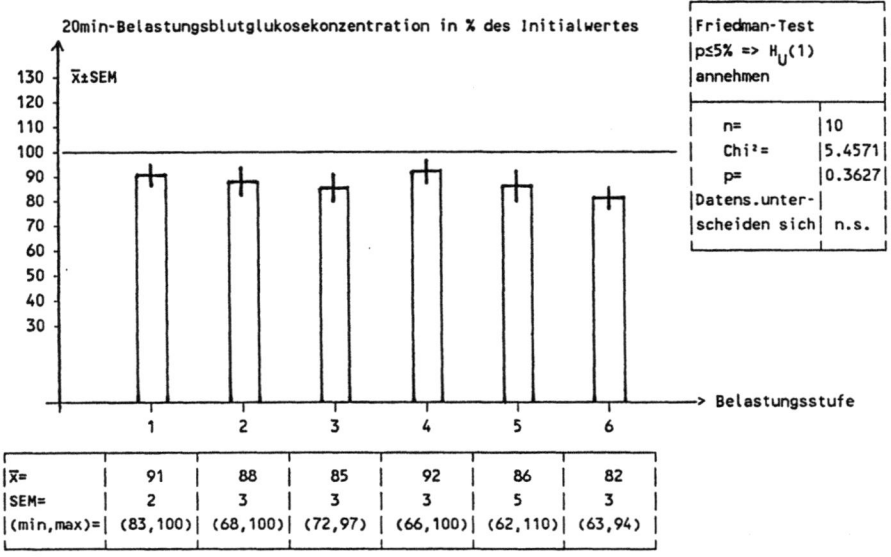

Abb. 15. Ergebnisse zur Unterschiedshypothese bezüglich der 20min-Belastungsblutglukose-konzentration in % des Initialwertes für die Kontrollgruppe

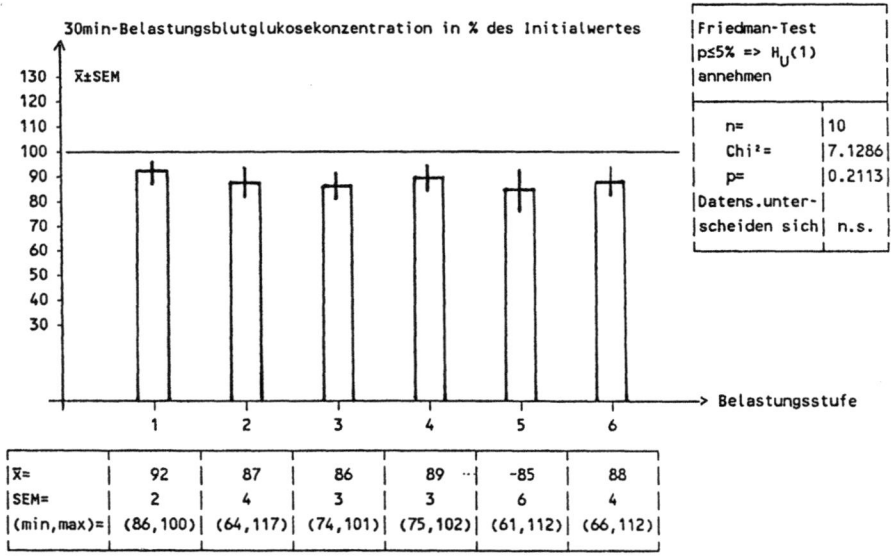

Abb. 16. Ergebnisse zur Unterschiedshypothese bezüglich der 30min-Belastungsblutglukose-konzentration in % des Initialwertes für die Kontrollgruppe

Die dritte Unterschiedshypothese im Fahrradergometerexperiment behauptet unterschiedliche Erholungsblutglukosekonzentrationen in % des Endwertes bei den verschiedenen Belastungsintensitäten. Der Friedman-Test weist auch hier sowohl für die Versuchs-, wie für die Kontrollgruppe keine signifikanten Unterschiede nach (Abb. 17–20).

Den Abb. 17–20 kann zusätzlich entnommen werden, daß die Hypothese

$H_{U4}(1)$: Die Blutglukosekonzentration steigt in der Erholungsphase bei jeder
        Belastungsstufe an

teilweise angenommen wird. Die Blutglukosekonzentration nimmt durchschnittlich während der 30minütigen Erholungsphase ausnahmslos sowohl in der Versuchs-, als auch in der Kontrollgruppe kontinuierlich bei jeder Belastungsstufe zu. Der Wilcoxon-Test weist bei der Versuchsgruppe für zwei und bei der Kontrollgruppe für sechs Erholungsblutglukosekonzentrationen signifikante ($p \leq 5\%$) Anstiege nach (s. * in den Abb. 17–20).

Die Ergebnisse zur Prüfung der Hypothese

$H_{U5}(1)$: Die Blutglukosekonzentration in % des Initialwertes nach 30minütiger
        Belastung ist bei jeder Belastungsstufe therapieformspezifisch unter-
        schiedlich

können der folgenden Tabelle 48 entnommen werden. Ein therapieformspezifischer Unterschied bei der 30min-Belastungsblutglukosekonzentration läßt sich für keine Belastungsstufe nachweisen.

Die letzte Unterschiedshypothese zur Blutglukosekonzentration betrifft die Unterschiedlichkeit in den Blutglukosekonzentrationen in % des Initial- bzw. Endwertes zwischen Versuchs- und Kontrollgruppe. Die Ergebnisse der Prüfung können, getrennt für jede Belastungsstufe, den Tabellen 49–54 entnommen werden. Beim ersten Probanden des Fahrradergometerexperiments wurde noch kein Blutglukosewert 10 min vor jeder Ergometrie bestimmt, wodurch sich die Fallzahl n=14 in den entsprechenden Spalten erklärt.

Der U-Test von Mann-Whitney weist statistisch signifikante Unterschiede zwischen Versuchs- und Kontrollgruppe nur für die 20min-Belastungsblutglukosekonzentration der 4. und 6. Belastungsstufe sowie für die 30min-Belastungsblutglukosekonzentration der 2.,4.,5. und 6. Belastungsstufe nach.

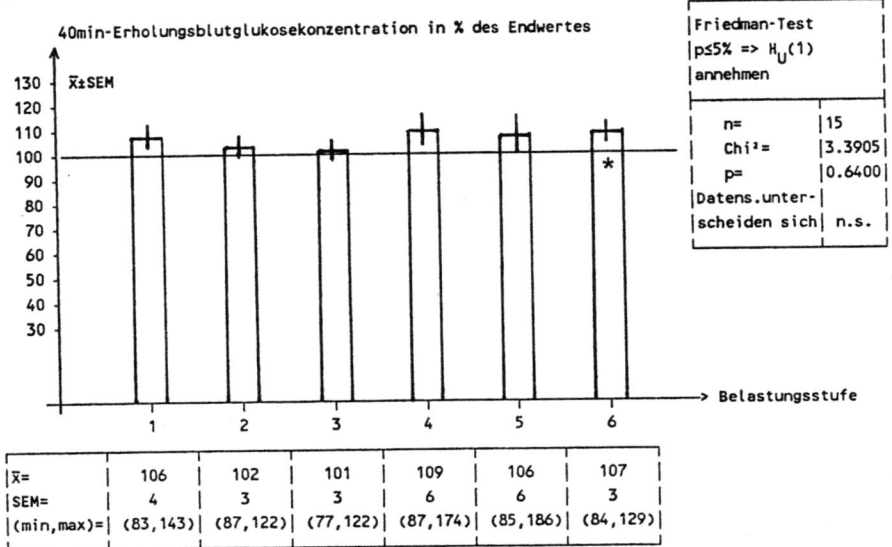

Abb. 17. Ergebnisse zur Unterschiedshypothese bezüglich der 40min-Erholungsblutglukose-konzentration in % des Endwertes für die Versuchsgruppe. Ein * kennzeichnet einen signifikanten (p≤5%) Unterschied zum Endwert (=100%).

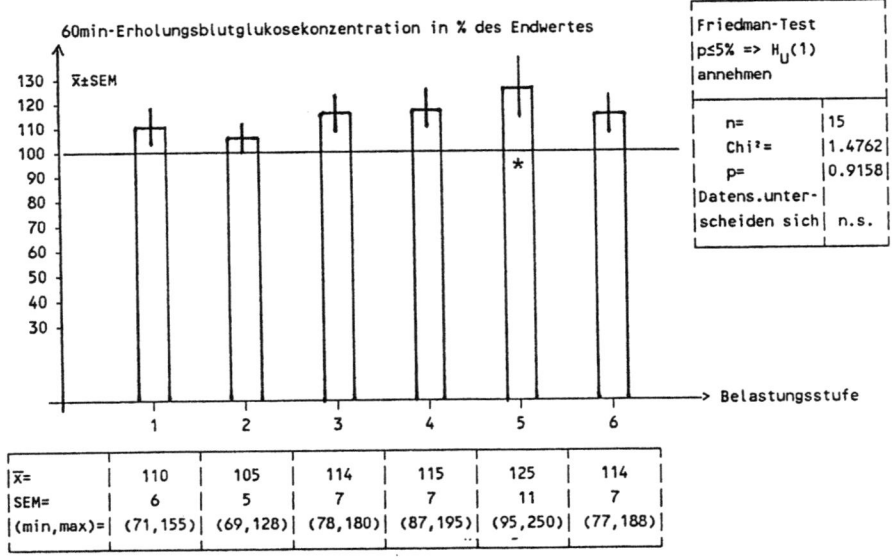

Abb. 18. Ergebnisse zur Unterschiedshypothese bezüglich der 60min-Erholungsblutglukose-konzentration in % des Endwertes für die Versuchsgruppe. Ein * kennzeichnet einen signifikanten (p≤5%) Unterschied zum Endwert (=100%).

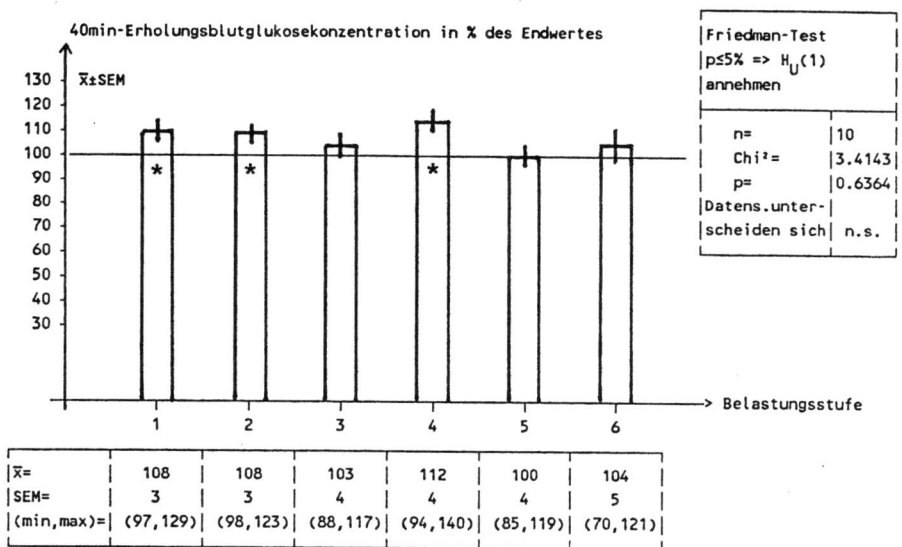

Abb. 19. Ergebnisse zur Unterschiedshypothese bezüglich der 40min-Erholungsblutglukose-konzentration in % des Endwertes für die Kontrollgruppe. Ein * kennzeichnet einen signifikanten (p≤5%) Unterschied zum Endwert (=100%).

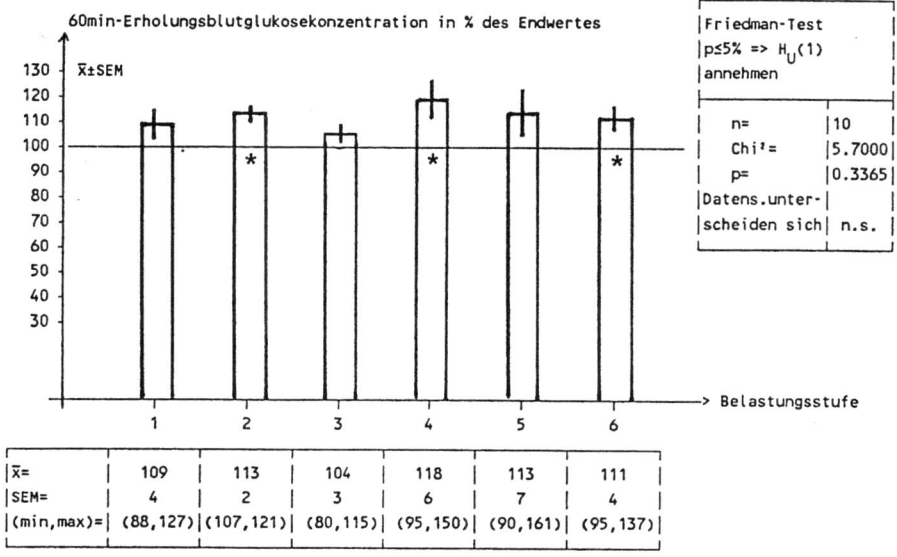

Abb. 20. Ergebnisse zur Unterschiedshypothese bezüglich der 60min-Erholungsblutglukose-konzentration in % des Endwertes für die Kontrollgruppe. Ein * kennzeichnet einen signifikanten (p≤5%) Unterschied zum Endwert (=100%).

Tabelle 48. Ergebnisse zur Hypothese therapieformspezifischer Unterschiede bei der 30min-Belastungsblutglukosekonzentration

		30min-Belastungsblutglukosekonzentration in % d. Initialwertes bei der					
		1. Bel.stufe	2. Bel.stufe	3. Bel.stufe	4. Bel.stufe	5. Bel.stufe	6. Bel.stufe
KT	$\bar{x}$	85	81	73	73	70	50
	SEM	7	6	6	10	9	1
	(min, max)	(63, 101)	(67, 98)	(60, 94)	(50, 108)	(40, 92)	(48, 51)
	n	5	5	5	5	5	3
Pen	$\bar{x}$	82	69	79	70	62	62
	SEM	6	5	6	10	8	9
	(min, max)	(60, 108)	(50, 98)	(50, 99)	(36, 121)	(42, 99)	(46, 111)
	n	8	8	8	8	8	7
Pumpe	$\bar{x}$	60	55	52	47	56	53
	SEM	4	13	8	10	17	18
	(min, max)	(56, 63)	(42, 68)	(44, 60)	(37, 56)	(39, 73)	(35, 70)
	n	2	2	2	2	2	2
H-Test	Chi^2	3.6410	2.7812	4.5014	1.7835	0.6095	0.8901
$p \leq 5\% \Rightarrow H_U(1)$	p	0.1619	0.2489	0.1053	0.4099	0.7373	0.6408
annehmen	Gruppen unterscheiden sich	n.s.	n.s.	n.s.	n.s.	n.s.	n.s.

Tabelle 49. Ergebnisse zur Unterschiedshypothese zwischen Versuchs- und Kontrollgruppe bezüglich der Blutglukosekonzentrationen der 1. Belastungsstufe

1. BELASTUNGSSTUFE		Blutglukosekonzentration in % des Initialwertes bei				Blutglukosekonzentration in % des Endwertes bei	
		-10 min	10 min	20 min	30 min	40 min	60 min
Versuchsgruppe n = 15 Diabetiker	x̄	99	97	88	80	106	110
	SEM	4	4	5	4	4	6
	(min, max)	(59, 133)	(78, 132)	(53, 118)	(56, 108)	(83, 143)	(71, 155)
	n	14	15	15	15	15	15
Kontrollgruppe n = 10 Nichtdiabetiker	x̄	102	94	91	92	108	109
	SEM	2	1	2	2	3	4
	(min, max)	(91, 113)	(90, 103)	(83, 100)	(86, 100)	(97, 129)	(88, 127)
	n	10	10	10	10	10	10
U-Test von Mann-Whitney	z	-0.6748	-0.1390	-0.5550	-1.6139	-1.0282	-0.6383
	p	0.4998	0.8895	0.5789	0.1065	0.3039	0.5233
$p \leq 5\% \Rightarrow H_U(1)$ annehmen	Gruppen unterscheiden sich	n.s.	n.s.	n.s.	n.s.	n.s.	n.s.

Tabelle 50. Ergebnisse zur Unterschiedshypothese zwischen Versuchs- und Kontrollgruppe bezüglich der Blutglukosekonzentrationen der 2. Belastungsstufe

2. BELASTUNGSSTUFE		Blutglukosekonzentration in % des Initialwertes bei				Blutglukosekonzentration in % des Endwertes bei	
		−10 min	10 min	20 min	30 min	40 min	60 min
Versuchsgruppe	x̄	99	92	81	71	102	105
n = 15	SEM	2	2	4	4	3	5
Diabetiker	(min, max)	(83, 114)	(77, 109)	(62, 112)	(42, 98)	(87, 122)	(69, 128)
	n	14	15	15	15	15	15
Kontrollgruppe	x̄	96	93	88	87	108	113
n = 10	SEM	1	3	3	4	3	2
Nichtdiabetiker	(min, max)	(89, 102)	(76, 107)	(68, 100)	(64, 117)	(98, 123)	(107, 121)
	n	10	10	10	10	10	10
U-Test von	z	−0.7652	−0.5038	−1.4719	−2.1410	−1.6096	−0.6951
Mann–Whitney	p	0.4441	0.6144	0.1410	0.0323	0.1075	0.4870
$p \leq 5\% \Rightarrow H_U(1)$ annehmen	Gruppen unterscheiden sich	n.s.	n.s.	n.s.	s.	n.s.	n.s.

Tabelle 51. Ergebnisse zur Unterschiedshypothese zwischen Versuchs- und Kontrollgruppe bezüglich der Blutglukosekonzentrationen der 3. Belastungsstufe

3. BELASTUNGSSTUFE		Blutglukosekonzentration in % des Initialwertes bei				Blutglukosekonzentration in % des Endwertes bei	
		-10 min	10 min	20 min	30 min	40 min	60 min
Versuchsgruppe	$\bar{x}$	101	91	80	74	101	114
n = 15	SEM	3	3	5	4	3	7
Diabetiker	(min, max)	(85, 135)	(65, 107)	(39, 126)	(44, 99)	(77, 122)	(78, 180)
	n	14	15	15	15	15	15
Kontrollgruppe	$\bar{x}$	94	93	85	86	103	104
n = 10	SEM	1	4	3	3	3	3
Nichtdiabetiker	(min, max)	(90, 102)	(66, 110)	(72, 97)	(74, 101)	(88, 117)	(80, 115)
	n	10	10	10	10	10	10
U-Test von	z	-1.2924	-0.5566	-1.1384	-1.8056	-0.3062	-0.3053
Mann-Whitney	p	0.1962	0.5778	0.2549	0.0710	0.7594	0.7602
$p \leq 5\% \Rightarrow H_U(1)$ annehmen	Gruppen unterscheiden sich	n.s.	n.s.	n.s.	n.s.	n.s.	n.s.

Tabelle 52. Ergebnisse zur Unterschiedshypothese zwischen Versuchs- und Kontrollgruppe bezüglich der Blutglukosekonzentrationen der 4. Belastungsstufe

4. BELASTUNGSSTUFE		Blutglukosekonzentration in % des Initialwertes bei				Blutglukosekonzentration in % des Endwertes bei	
		−10 min	10 min	20 min	30 min	40 min	60 min
Versuchsgruppe	$\bar{x}$	91	89	75	68	109	115
n = 15	SEM	3	4	5	6	6	7
Diabetiker	(min, max)	(67, 103)	(59, 109)	(47, 118)	(36, 121)	(87, 174)	(87, 195)
	n	14	15	15	15	15	15
Kontrollgruppe	$\bar{x}$	98	92	92	89	112	118
n = 10	SEM	2	3	3	3	4	6
Nichtdiabetiker	(min, max)	(92, 110)	(68, 102)	(66, 100)	(75, 102)	(94, 140)	(95, 150)
	n	10	10	10	10	10	10
U-Test von	z	−1.5571	−0.3060	−2.3870	−2.4971	−1.1103	−1.0000
Mann-Whitney	p	0.1194	0.7596	0.0170	0.0125	0.2669	0.3173
$p \leq 5\% \Rightarrow H_U(1)$ annehmen	Gruppen unterscheiden sich	n.s.	n.s.	s.	s.	n.s.	n.s.

Tabelle 53. Ergebnisse zur Unterschiedshypothese zwischen Versuchs- und Kontrollgruppe bezüglich der Blutglukosekonzentrationen der 5. Belastungsstufe

5. BELASTUNGSSTUFE		Blutglukosekonzentration in % des Initialwertes bei				Blutglukosekonzentration in % des Endwertes bei	
		–10 min	10 min	20 min	30 min	40 min	60 min
Versuchsgruppe	x̄	97	87	75	64	106	125
n = 15	SEM	2	3	5	6	6	11
Diabetiker	(min, max)	(73, 114)	(67, 104)	(43, 111)	(39, 99)	(85, 186)	(95, 250)
	n	14	15	15	15	15	15
Kontrollgruppe	x̄	95	91	86	85	100	113
n = 10	SEM	2	4	5	6	4	7
Nichtdiabetiker	(min, max)	(82, 105)	(67, 117)	(62, 110)	(61, 112)	(85, 119)	(90, 161)
	n	10	10	10	10	10	10
U-Test von	z	-0.9435	-0.5276	-1.3601	-2.1144	-0.5293	-0.4717
Mann-Whitney	p	0.3455	0.5978	0.1738	0.0345	0.5966	0.6372
$p \leq 5\% \Rightarrow H_U(1)$ annehmen	Gruppen unterscheiden sich	n.s.	n.s.	n.s.	s.	n.s.	n.s.

Tabelle 54. Ergebnisse zur Unterschiedshypothese zwischen Versuchs- und Kontrollgruppe bezüglich der Blutglukosekonzentrationen der 6. Belastungsstufe

6. BELASTUNGSSTUFE		Blutglukosekonzentration in % des Initialwertes bei				Blutglukosekonzentration in % des Endwertes bei	
		–10 min	10 min	20 min	30 min	40 min	60 min
Versuchsgruppe	x̄	93	85	70	58	107	114
n = 15	SEM	3	3	5	5	3	7
Diabetiker	(min, max)	(71, 107)	(65, 103)	(42, 105)	(35, 111)	(84, 129)	(77, 188)
	n	14	15	14	12	15	15
Kontrollgruppe	x̄	99	87	82	88	104	111
n = 10	SEM	3	3	3	4	5	4
Nichtdiabetiker	(min, max)	(78, 110)	(70, 103)	(63, 94)	(66, 112)	(70, 121)	(95, 137)
	n	10	10	10	10	10	10
U-Test von	z	–1.6134	–0.2222	–2.0512	–3.1998	0.0000	–0.0556
Mann-Whitney	p	0.1067	0.8241	0.0403	0.0014	1.0000	0.9557
$p \leq 5\% \Rightarrow H_U(1)$ annehmen	Gruppen unterscheiden sich	n.s.	n.s.	s.	s.	n.s.	n.s.

4.4.2.2 Lactatkonzentration

Die Ruhelactatkonzentration der Versuchsgruppe, die unmittelbar vor Beginn der Ergometrien bestimmt wurde, unterscheidet sich bei den verschiedenen Belastungsstufen nicht signifikant (Friedman-Test: $Chi^2=4.8000$, p=0.4408). Bei der Kontrollgruppe bestehen jedoch bezüglich der Ruhelactatkonzentration bei den verschiedenen Belastungsstufen signifikante Unterschiede (Friedman-Test: $Chi^2=12.4714$, p=0.0289). Da aber die mittleren Ruhelactatkonzentrationen vor jeder Ergometrie noch im Normbereich von 1.0–1.8 mmol/l liegen und die Kontrastuntersuchung (Bauer, 1986, 159) keine signifikanten, paarweisen Unterschiede auf dem 10%-Signifikanzniveau aufzeigt, kann trotzdem von vergleichbaren Ausgangsbedingungen ausgegangen werden.

Die folgenden Abbildungen informieren über die Ergebnisse der Unterschiedshypothese

$H_{U7}(1)$: Die Belastungs- und Erholungslactatkonzentration ist bei verschiedenen Belastungsintensitäten unterschiedlich.

Abbildung 21 enthält die Ergebnisse der Versuchsgruppe zur 6min-Belastungslactatkonzentration, Abb. 22 die zur 30min-Belastungslactatkonzentration und Abb. 23 die zur Erholungslactatkonzentration; die Abb. 24–26 enthalten die entsprechenden Ergebnisse der Kontrollgruppe.

Der Friedman-Test weist für beide Untersuchungsgruppen in der Belastungs- und Erholungslactatkonzentration bei den verschiedenen Belastungsintensitäten hochsignifikante Unterschiede nach. Die multiplen Mittelwertvergleiche für die Rangvarianzanalyse nach Friedman (Bauer, 1986, 159) ergeben statistisch signifikante ($p \leq 5\%$) Kontraste nur für die in den Abb. 21–26 mit einem * gekennzeichneten Paare.

4.4.3 Zusammenhangshypothesen

Um die Zusammenhangshypothese zwischen der relativen PWC_{170} und der Belastungslactatkonzentration einer definierten 3-Stufen-Fahrradergometrie zu prüfen, wurden zunächst die entsprechenden Datensätze jeweils getrennt für die Versuchs- und Kontrollgruppe auf Normalverteilung hin untersucht. Die Werte für p liegen beim Kolmogorov-Smirnov-Anpassungstest zwischen 0.697 und 0.999, so daß mit relativer Sicherheit von normalverteilten Daten ausgegangen werden kann. Die Abb. 27 und 28 enthalten die Ergebnisse der Prüfung der Zusammenhangshypothese mit dem Pearsonschen Produkt-Moment-Korrelationskoeffizienten.

Ein statistisch signifikanter Zusammenhang zwischen relativer PWC_{170} und Belastungslactatkonzentration läßt sich nur bei der Versuchsgruppe nachweisen. Die zusätzlich durchgeführte Prüfung mit dem Spearmanschen Rangkorrelationskoeffizienten ergibt identische Ergebnisse.

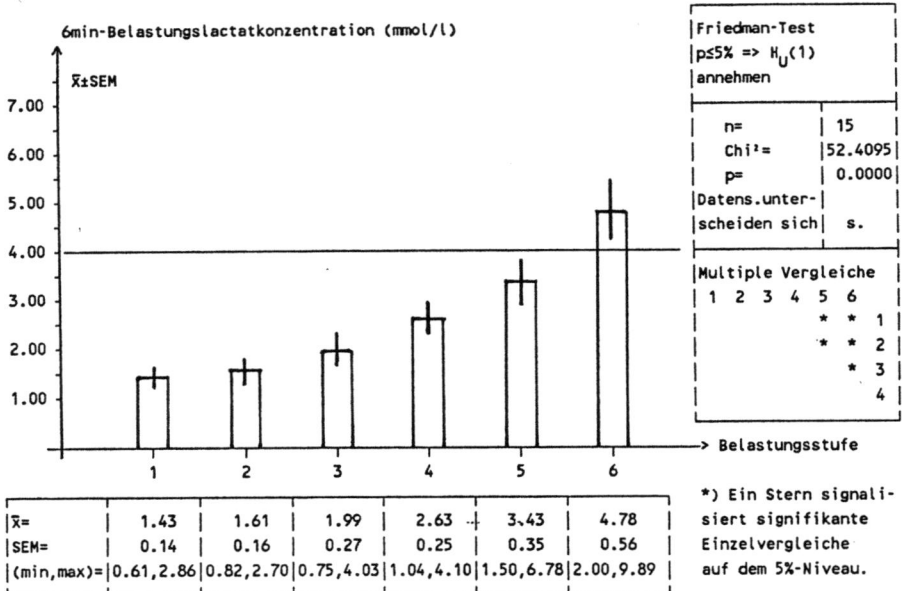

Abb. 21. Ergebnisse zur Unterschiedshypothese bezüglich der 6min-Belastungslactatkonzentration für die Versuchsgruppe

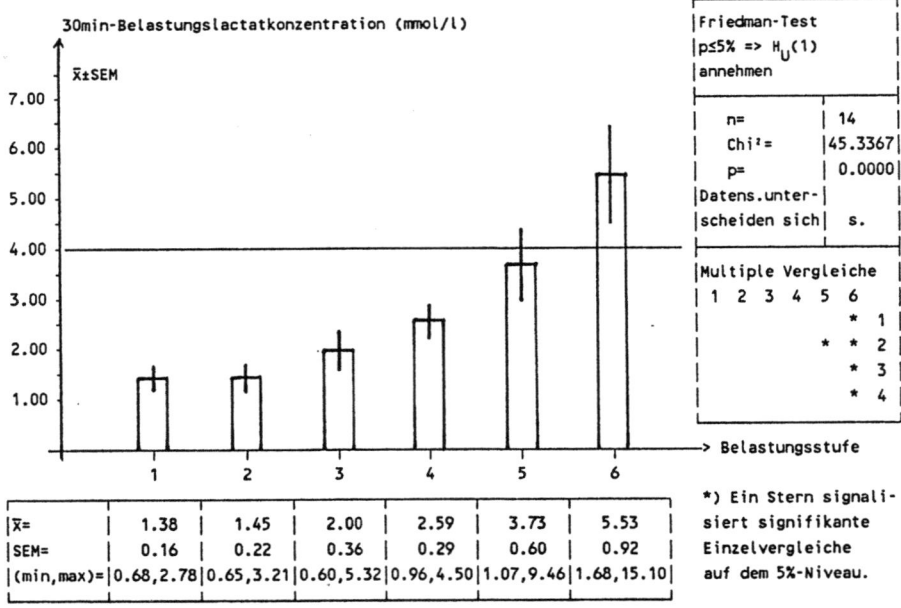

Abb. 22. Ergebnisse zur Unterschiedshypothese bezüglich der 30min-Belastungslactatkonzentration für die Versuchsgruppe

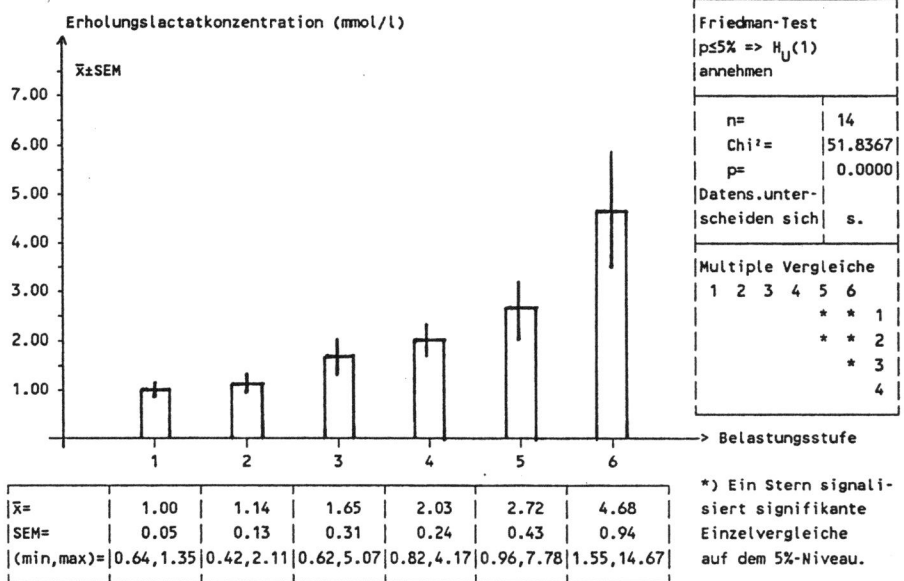

Abb. 23. Ergebnisse zur Unterschiedshypothese bezüglich der Erholungslactatkonzentration für die Versuchsgruppe

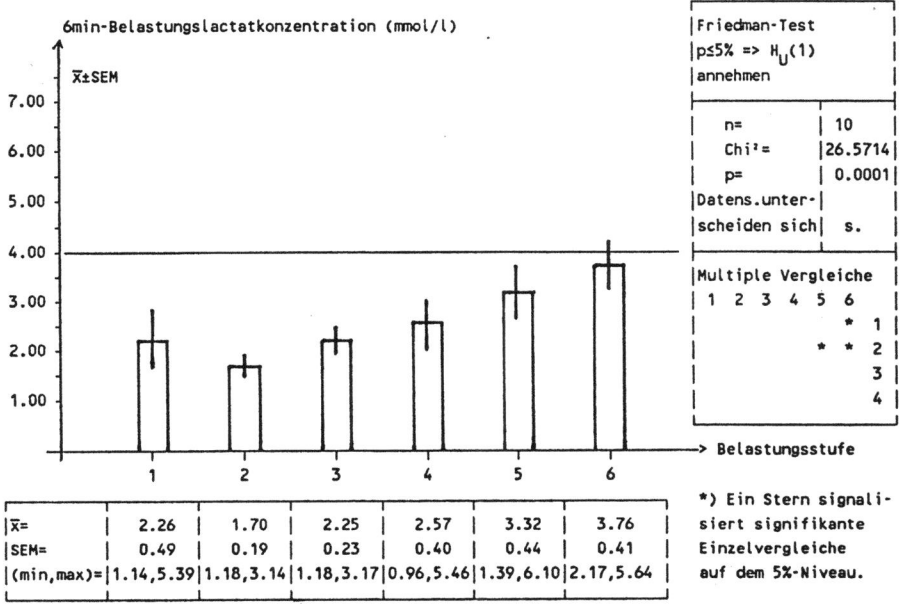

Abb. 24. Ergebnisse zur Unterschiedshypothese bezüglich der 6min-Belastungslactatkonzentration für die Kontrollgruppe

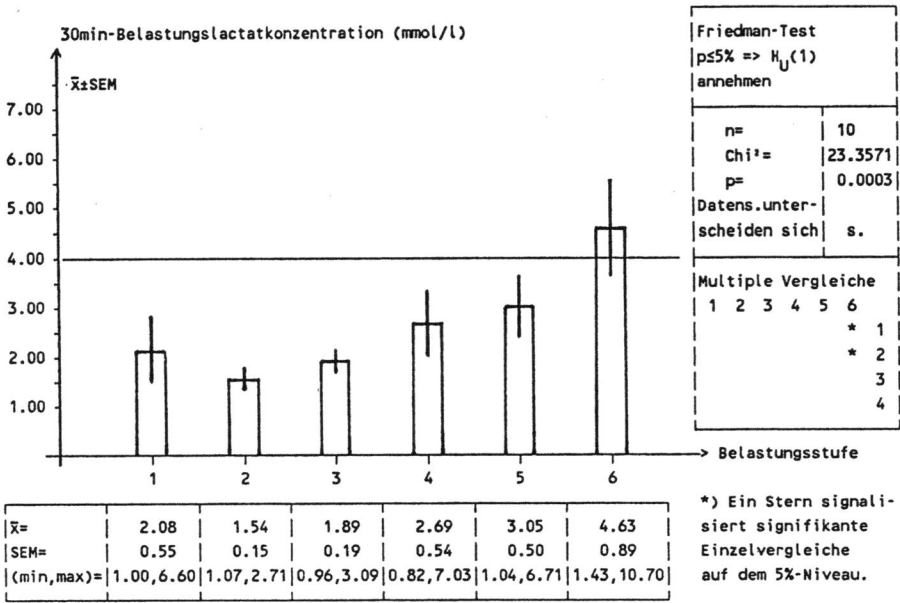

Abb. 25. Ergebnisse zur Unterschiedshypothese bezüglich der 30min-Belastungslactatkonzentration für die Kontrollgruppe

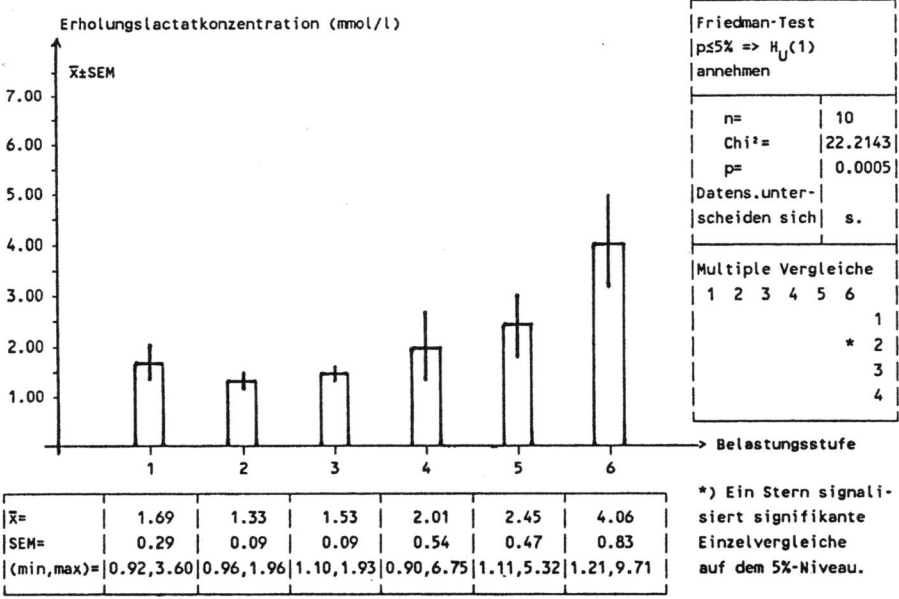

Abb. 26. Ergebnisse zur Unterschiedshypothese bezüglich der Erholungslactatkonzentration für die Kontrollgruppe

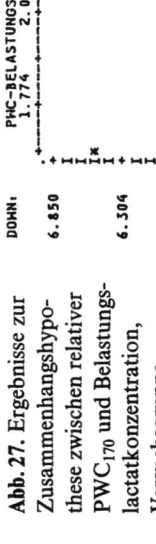

Abb. 27. Ergebnisse zur Zusammenhangshypothese zwischen relativer PWC_{170} und Belastungslactatkonzentration, Versuchsgruppe

STATISTICS..

CORRELATION (R)-	-.53066	SIGNIFICANCE -	.02092	STD ERR OF EST -	1.39369
INTERCEPT (A) -	7.08685	SLOPE (B) -	-1.29746		
PLOTTED VALUES -	15	EXCLUDED VALUES-	0	MISSING VALUES -	0

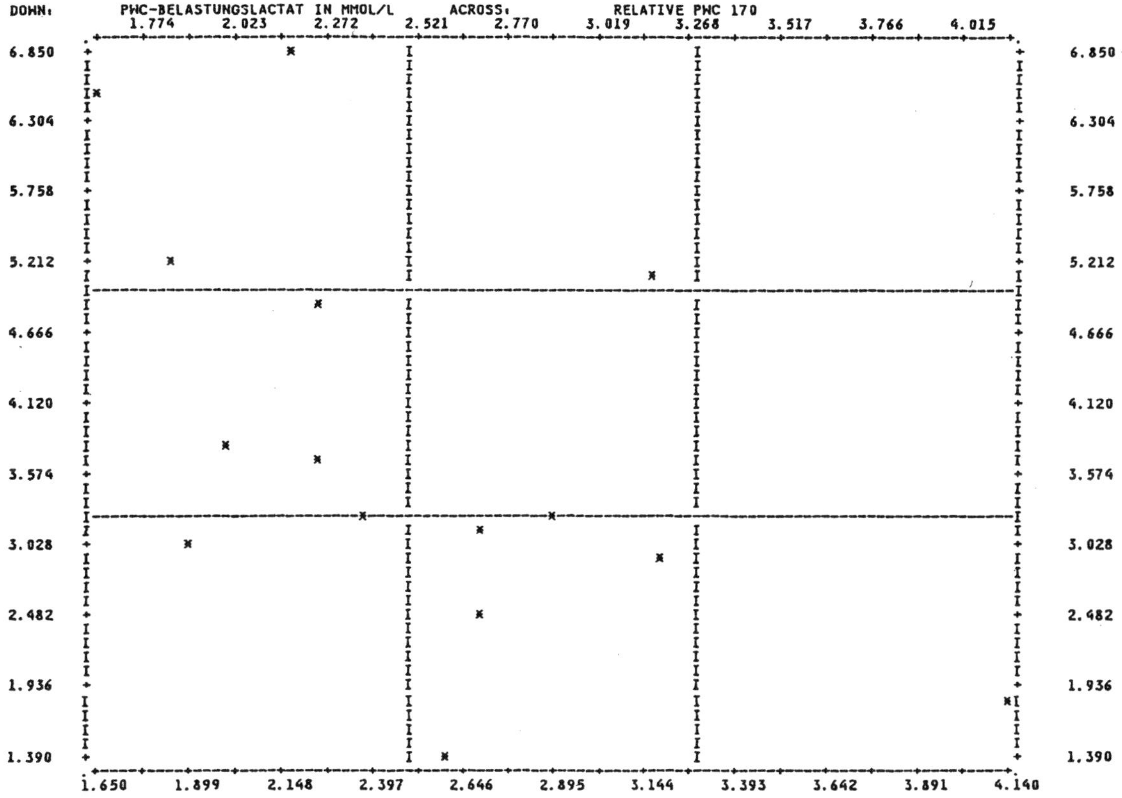

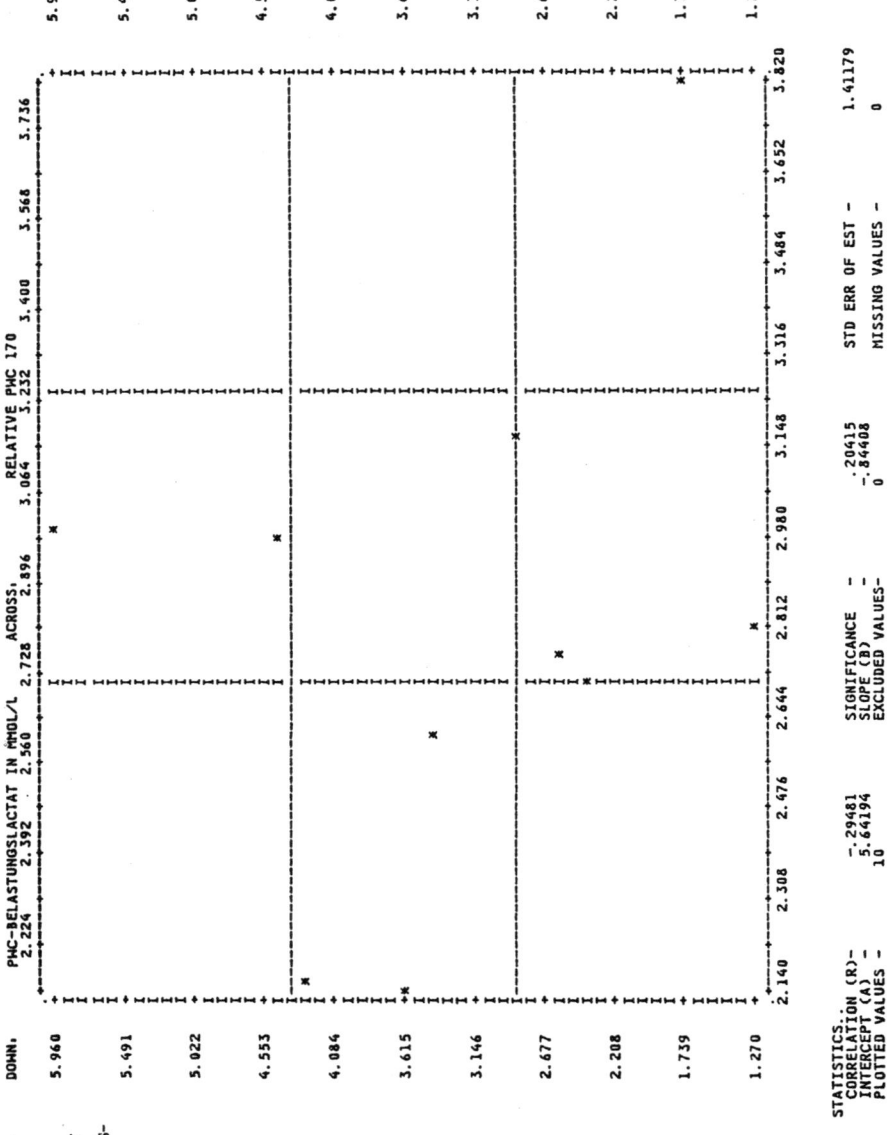

Abb. 28. Ergebnisse zur Zusammenhangshypothese zwischen relativer PWC_{170} und Belastungslactatkonzentration, Kontrollgruppe

5 Diskussion

5.1 Diabetikersportgruppenexperiment

5.1.1 Veränderungshypothesen

5.1.1.1 Stoffwechseleinstellung

Das HbA_1 und HbA_{1c} blieb in allen Gruppen unverändert, eine signifikante Verbesserung zwischen der mittleren Blutglukosekonzentration an Tagen mit Sport im Vergleich zu Tagen ohne Sport ist nur in der Waldlaufgruppe feststellbar. Diese Ergebnisse müssen in Relation zu der durchschnittlich guten bis sehr guten Stoffwechseleinstellung der Probanden des Diabetikersportgruppenexperiments gesehen werden. Eine gute bis sehr gute Stoffwechsellage konnte während der Sportprogramme nicht verbessert werden sondern blieb unverändert. Über Veränderungen im HbA_1 durch Sportprogramme liegen in der Literatur widersprüchliche Ergebnisse vor (Tabelle 55).

Selbst bei den Untersuchungen mit Verbesserungen im HbA_1 bleibt unbewiesen, ob diese tatsächlich auf die sportliche Betätigung zurückzuführen sind. Eine optimalere Stoffwechseleinstellung kann auch erzielt worden sein, weil die Probanden durch andere äußere Umstände (Schulung, Anleitung in der Gruppe, einsichtige ärztliche Beratung) motiviert worden sind, auf die eigene Stoffwechselsituation besser zu achten. Zur Klärung dieser Frage ist notwendigerweise die Mituntersuchung einer Kontrollgruppe aus TypI-Diabetikern erforderlich. Nicht alle Autoren haben diesem Umstand Rechnung getragen (s. Tabelle 55). Trotz aller bisherigen Ergebnisse muß eingeräumt werden, daß eine eventuelle Besserung im HbA_1 i. a. nicht ausschließlich auf die sportliche Betätigung als solche zurückzuführen ist. Verantwortlich ist immer die Summe aller Einflüsse des gesamten Sportprogramms, d. h. inwieweit die Teilnahme am Sportprogramm die Probanden dazu gebracht hat, auch in der sportfreien Zeit optimaler auf die Stoffwechselsituation zu achten.

Die Teilnehmer am Sportprogramm von Wallberg-Henriksson u. a. (1982) erhielten beispielsweise lediglich die Instruktion, ihre gewohnte Insulinbehandlung und Diät in Verbindung mit den selbst angeeigneten Therapieanpassungsmöglichkeiten zur Verhinderung einer Hypoglykämie einzuhalten. Konkrete Anleitungen und Anregungen für den Einsatz von Sport zur gezielten Verbesserung der Stoffwechseleinstellung wurden nicht gegeben.

Tabelle 55. Veränderungen des HbA_1 durch verschiedene Sportprogramme

Autoren	Sportprogramm, Anzahl der untersuchten TypI-Diabetiker	HbA_1 (%) vorher $\bar{x} \pm SEM$	HbA_1 (%) nachher $\bar{x} \pm SEM$	Die Veränderung (zw. Beginn u. Ende d. Sportprogr.) ist
Dahl-Jörgensen u.a., 1980	Sportprogramm über 5 Monate, 2 × wöchentlich je 1 h, n = 14 Design mit Kontrollgr. aus TypI-Diabetikern	15.1 ± 0.6	13.8 ± 0.5	s.
Wallberg-Henriksson u.a., 1982	Sportprogramm mittlerer Intensität über 4 Monate, 3 × wöchentlich je 1 h, n = 9 Design ohne Kontrollgruppe	10.4 ± 0.7	9.1 ± 0.3 nach 2 Mo., 11.3 ± 0.5 nach 4 Mo.	n.s.
Dienerowitz, 1982	Trainingsprogramm über 2 Monate, 2 × wöchentlich je 1 h, n = 10 Design ohne Kontrollgruppe	10.4 ± 2.0	8.2 ± 1.3	s.
Zinman u.a., 1984	Fahrradergometrie über 45 min mit 60–85% der max. HF, 3 × wöchentlich über 3 Monate, n = 13 Design ohne Kontrollgr. aus TypI-Diabetikern	10.7 ± 0.3	10.3 ± 0.8	n.s.
Land u.a., 1985	Sportprogramm submax. Belastungsintensität über 3 Monate, 3 × wöchentl. je 45 min, n = 9 Design mit Kontrollgr. aus TypI-Diabetikern	12 ± 1	12 ± 1	n.s.
Wallberg-Henriksson u.a., 1986	Fahrradergometrie über 20 min mit 60–90% der max. O_2-Aufnahmekap., durchschnittlich 5 × wöchentlich über 5 Monate, n = 6 Design mit Kontrollgr. aus TypI-Diabetikern	10.4 ± 0.6	10.0 ± 0.6 nach 2 Mo., 10.5 ± 0.6 nach 5 Mo.	n.s.
Miethling, 1988	Sportprogramm (Sport-, Spiel- und Bewegungsangebot) über 2 Jahre, 1–2 × wöchentlich je 90 min, n = 9 Design mit Kontrollgr. aus TypI-Diabetikern	9.8 ± 1.0	8.1 ± 1.0 nach 5 Mo., 9.5 ± 1.0 nach 24 Mo.	n.s.

Der Index „Einsatz von Sport zur gezielten Verbesserung der Blutzuckereinstellung" wurde im Diabetikersportgruppenexperiment berechnet, um zu prüfen,
ob sich durch die Teilnahme an den Schulungs- und Sportprogrammen erreichen
läßt, daß die Probanden Sport, unabhängig von der Sportart im Sportgruppenex-
periment, im stärkeren Maße einsetzen, um hyperglykämische Blutglukosewerte
zu normalisieren.

Eine diesbezügliche signifikante Veränderung konnte in der Waldlauf- und
Schwimmgruppe, aber auch in der Kontrollgruppe nachgewiesen werden. Da die
Zunahme auch in der Kontrollgruppe aufgetreten ist, muß sie als unabhängig von
dem Schulungs- und Sportprogramm interpretiert werden. Die durchschnittlichen Skalenwerte von etwa 3.0 signalisieren, daß TypI-Diabetiker Sport zur
gezielten Blutglukoseregulation in der Regel nur sporadisch einsetzen.

5.1.1.2 Physiologische Parameter

Durch die Teilnahme an den sportlichen Aktivitäten des Diabetikersportgruppenexperiments lassen sich signifikante Verbesserungen in den physiologischen
Parametern für die Erholungslactatkonzentration der 3-Stufen-Fahrradergome-
trie bei den Ausdauersportgruppen, für die Belastungslactatkonzentration bei der
Fahrradgruppe und die relative PWC_{170} bei der Waldlaufgruppe nachweisen. Der
geringfügige Anstieg der Ruheherzfrequenz bei der Fahrradgruppe und der
geringe Abfall des FEV1 bei der Kontrollgruppe sind zwar ebenfalls signifikant,
aber als statistische Artefakte zu bezeichnen, da diese Veränderungen innerhalb
der physiologischen Streuungsbreite der Parameter liegen.

Insgesamt haben sich die physiologischen Parameter nur geringfügig verbessert, denn die mittlere Abnahme der Erholungslactatkonzentration bei den
Ausdauersportgruppen zwischen 1.1 und 1.5 mmol/l ist nicht als besonders
bedeutend anzusehen. Dieses Ergebnis ist wahrscheinlich durch die relativ geringe
Trainingsquantität des Diabetikersportgruppenexperiments bedingt.

Nach Mellerowicz (1981) führt ein tägliches 10minütiges Training von etwa
70% der Maximalleistung in 4–6 Wochen zu einem Leistungszuwachs von
ungefähr 10–20%. Die relative PWC_{170} konnte in Übereinstimmung dazu im
Durchschnitt bei der Waldlaufgruppe um 13%, bei der Schwimmgruppe um 7%
und bei der Fahrradgruppe um 15% gesteigert werden. Diese Verbesserungen
sind jedoch nur bei der Waldlaufgruppe signifikant. Nach Mellerowicz und Meller
(1980, 101) führt ein Ausdauersportprogramm erst dann zu nachweisbaren
Trainingswirkungen auf das kardiovaskuläre, pulmonale, vegatative und endokrine System, wenn es mit einer Intensität von 60–90% der 10 min-Maximallei-
stung mindestens 10 min täglich oder 3 × wöchentlich 20–30 min lang durchgeführt wird. Das entspricht Trainingsherzfrequenzen von etwa 170 Schlägen/min
minus Lebensalter in Jahren, bei biologisch Jüngeren und besser Trainierten 180
minus Lebensalter in Jahren.

Nach einem einjährigen Trainingsprogramm mit 10 TypI-Diabetikern 1 ×
pro Woche über 90 min konnte Biegerl (1984) ebenfalls keine signifikanten
Veränderungen in der Ruheherzfrequenz nachweisen. Die während einer 30mi-
nütigen Fahrradergometrie im Steady-state erhobenen respiratorischen Parame-

ter Atemminutenvolumen, Sauerstoffaufnahme, Atemäquivalent und Sauer-
stoffpuls verbesserten sich zwar, jedoch nicht signifikant. Der 30min-Belastungs-
lactatwert lag im Mittel nach dem Trainingsprogramm um 0.79 mmol/l niedriger, der 5min-Erholungslactatwert lag danach um 0.88 mmol/l niedriger als vor
dem Sportprogramm. Beide gemessenen Veränderungen sind jedoch ebenfalls
nicht signifikant.

Dienerowitz (1982) stellte nach einem zweimonatigen Sportprogramm (2×1 h
wöchentlich, weniger als 30 min mit höherer Belastungsintensität) bei 10 TypI-
Diabetikern nicht signifikante Verbesserungen in spirometrischen Parametern
(VO_2, O_2/kg KG, O_2-Puls, AMV) und im Lactatverhalten fest. Weicker u. a.
(1977) fanden nach einem einjährigen Trainingsprogramm (2×1 h wöchentlich,
weniger als 30 min mit höherer Belastungsintensität) bei 15 TypI-Diabetikern
leicht verbesserte Belastungs- und Erholungslactatspiegel und unveränderte
respiratorische Parameter (VO_2, O_2-Puls).

Die Ergebnisse der aufgeführten Sportgruppenuntersuchungen über die
Verbesserung physiologischer Parameter decken sich relativ gut mit den eigenen.
In Übereinstimmung dazu liegt die Trainingsquantität dieser Sportprogramme
wie die des Diabetikersportgruppenexperiments unter den Angaben von Mellero-
wicz und Meller (1980, 101) zur Erzielung kardiovaskulärer und pulmonaler
Trainingsadaptionen.

Wallberg-Henriksson u. a. (1986) konnten demgegenüber in ihrer Untersuchung eine signifikante Verbesserung der maximalen Sauerstoffaufnahmekapazität und einen signifikanten Abfall der 100 Watt-Belastungsherzschlagfre-
quenz feststellen. Ihr Trainingsprogramm lief allerdings auch über 5 Monate,
und die Teilnehmerinnen (6 TypI-Diabetikerinnen) trainierten durchschnittlich
$5 \times$ pro Woche 20 min lang mit 60–90% der maximalen Sauerstoffaufnahmekapazität.

5.1.1.3 Therapieadaption

Der Index „Selbsteinschätzung der Therapieanpassungsfähigkeit" zeigt an, in
welchem Ausmaß die Fähigkeit zur Anpassung der Diabetestherapie zur
Verhinderung bewegungsinduzierter Hypoglykämien und die Berücksichtigung
der Stoffwechselauswirkungen sportlicher Aktivitäten von jedem Probanden für
sich selbst eingeschätzt werden. Eine signifikant verbesserte Selbsteinschätzung
der Therapieanpassungsfähigkeit konte für die Waldlauf- und Schwimmgruppe
nachgewiesen werden, bei der Fahrradgruppe und der Kegelgruppe veränderte
sich der Index nicht, in der Kontrollgruppe ist er nicht signifikant erhöht, in der
Wartekontrollgruppe nicht signifikant erniedrigt.

Eine signifikante Verbesserung erfolgte nur bei den beiden Ausdauersportarten Waldlaufen und Schwimmen, die mit hoher Belastungsintensität durchgeführt worden sind. Die Stoffwechselauswirkungen sind bei hoher Belastungsintensität am stärksten. Die Verbesserung in der Selbsteinschätzung der Therapieanpassungsfähigkeit kann auf die Erfahrungen mit diesen intensiv durchgeführten Ausdauersportarten zurückgeführt werden. Der durchschnittliche Likert-
Posttestwert von knapp unter 4.0 signalisiert eine im Mittel vorliegende hohe

Selbsteinschätzung in der Berücksichtigung der Stoffwechselauswirkungen sportlicher Aktivitäten.

5.1.1.4 Einstellung zum Sport

Nach Bielefeld (1981, 41) und Singer (1985a) sind Einstellungen relativ überdauernde und konstante Reaktionsbereitschaften. Insofern muß es nicht überraschen, daß nur bei der Waldlaufgruppe und hier auch nur bei der Subskala „Soziale Erfahrung" eine signifikante Veränderung nachgewiesen werden konnte. Die Waldlaufgruppe ist die Gruppe mit der höchsten durchschnittlichen Teilnahmehäufigkeit. Nach dem Waldlauf am Dienstag blieb die Gruppe regelmäßig noch für 1–2 h zusammen. In der Fahrradgruppe erfolgte das nur sporadisch, in der Schwimm- und Kegelgruppe überhaupt nicht. Damit könnte der signifikante Anstieg auf der Subskala „Soziale Erfahrung" bei den Waldläufern zusammenhängen.

5.1.1.5 Aktuelle Befindlichkeit

In der Wartekontrollgruppe stiegen nur die Werte der Befindlichkeitsskala „Gehobene Stimmung" signifikant an, alle anderen Skalen blieben unverändert (p>10%). In allen Sportgruppen erfolgte ein Anstieg auf den Befindlichkeitsskalen „Aktivierheit", „Gehobene Stimmung" und „Ruhe" sowie ein Abfall auf den Skalen „Besinnlichkeit", „Erregtheit", „Ärger", „Depremiertheit" und „Energielosigkeit". Genau dieselbe Tendenz stellten auch Abele und Brehm (1984) durch ihre mit Nichtdiabetikern durchgeführte Untersuchung von drei verschiedenen Jazzsportgruppen, einer Skigymnastikgruppe und einer Kontrollgruppe aus Psychologiestudenten fest.

Bei der Waldlauf-, der Schwimm- und der Kegelgruppe sind alle Veränderungen der Befindlichkeitszustände der *positiven Quadranten* signifikant, in der Fahrradgruppe nur die der Befindlichkeitsskalen „Gehobene Stimmung" und „Ruhe". Bei der Untersuchung einer Diabetikersportgruppe, die über 2 Jahre 1–2 × wöchentlich für 90 min mit einem wechselnden Sport-, Spiel- und Bewegungsangebot niedriger bis mittlerer Belastungsintensität betreut wurde, stellte Miethling (1988, 52) in Einklang mit den eigenen Ergebnissen signifikante Befindlichkeitsveränderungen auf den Skalen „Aktiviertheit", „Gehobene Stimmung" und „Ruhe" fest.

Bei der Waldlauf-, Schwimm- und Kegelgruppe sind jeweils nur zwei Abfälle der Befindlichkeitszustände der negativen Quadranten signifikant, bei der Fahrradgruppe sind es drei (s. Tabelle 22). Daraus ergibt sich in Übereinstimmung mit der Untersuchung von Abele/Brehm (1984), daß sich die Befindlichkeitsskalenwerte der positiven Quadranten stärker ändern als die der *negativen Quadranten*. Miethling (1988, 52) stellte sogar einen signifikanten Abfall bei den Skalen der negativen Quadranten nur für die „Erregtheit" fest, während die anderen drei unverändert auf einem sehr niedrigen Vorherwertniveau verblieben.

Die Tendenz einer stärkeren Beeinflussung der Befindlichkeitszustände der Bewertungsdimension (Ärger, Depremiertheit, Gehobene Stimmung) im Vergleich zur Spannungsdimension (Aktiviertheit, Erregtheit, Besinnlichkeit, Ruhe,

Energielosigkeit), die von Abele und Brehm (1984) zwar vermutet, aber nicht
bestätigt wurde, ist auch in den eigenen Ergebnissen und in denen von Miethling
(1988, 53) nicht zu erkennen.

Insgesamt betrachtet kann der Anstieg der Werte auf der Befindlichkeitsskala
„Gehobene Stimmung" als sportunspezifisch interpretiert werden, da sich dieser
Befindlichkeitszustand auch durch das Zusammensein zum Zweck der Planung
von Fahrradtouren und -reisen signifikant steigern ließ. Die Veränderung aller
anderen Befindlichkeitswerte spiegeln hingegen sportspezifische Effekte wider.
Im Gegensatz dazu veränderten sich bei Abele/Brehm (1984) nur die Werte der
Besinnlichkeitsskala sportunspezifisch.

Die untersuchten sportlichen Aktivitäten des Diabetikersportgruppenexperiments können sowohl positive Befindlichkeitszustände (Aktiviertheit, Gehobene
Stimmung, Ruhe) steigern, wie negative (Erregtheit, Ärger, Deprimiertheit,
Energielosigkeit) reduzieren. Die Veränderungshypothesen bezüglich der Befindlichkeitsskalen könnten auch einseitig getestet werden (Halbierung von p), da
aufgrund der Untersuchungsergebnisse von Abele/Brehm (1984) und Miethling
(1988, 52) die Richtung der Veränderung plausibel ist. Hierdurch werden
zusätzlich die Reduktionen auf den Subskalen „Erregtheit" und „Ärger" bei der
Kegelgruppe und auf der Subskala „Deprimiertheit" bei der Waldlaufgruppe
signifikant.

5.1.2 Unterschiedshypothesen

Untersuchungsdesigns zur Evaluation sportartspezifisch unterschiedlicher Effekte bei Diabetikersportgruppen liegen bis heute nicht vor, so daß sich die
Diskussion auf die Interpretation der eigenen Ergebnisse beschränken muß.

5.1.2.1 Physiologische Parameter

Die zwar signifikanten, aber noch im physiologischen Streuungsbereich liegenden
Veränderungen der Ruheherzfrequenz der Fahrradgruppe und des FEV1 der
Kontrollgruppe führen beim H-Test erwartungsgemäß zu nicht signifikanten
Ergebnissen. Die Verbesserungen der relativen PWC_{170} und der Belastungslactatkonzentration sind sportartspezifisch ebenso nicht signifikant unterschiedlich.
Bezüglich der Erholungslactatkonzentration weist der H-Test im Gruppenver-
gleich ohne Wartekontrollgruppe zwar signifikante Unterschiede zwischen
mindestens zwei Gruppen nach, der anschließende multiple Mittelwertvergleich
kann jedoch keinen signifikanten Unterschied zwischen je zwei Gruppen sichern.
Die nur relativ geringfügigen Veränderungen in den physiologischen Parametern,
die erzielt werden konnten (s. Kapitel 5.1.1.2), kommen hierfür als Ursache in
Betracht.

5.1.2.2 Therapieadaption

Die signifikanten Anstiege im Index „Selbsteinschätzung der Therapieanpassungsfähigkeit" in der Waldlauf- und Schwimmgruppe reichen nicht aus, um im

H-Test zur Prüfung sportartspezifischer Unterschiede in der Veränderung dieses Indexes signifikante Ergebnisse zu erzielen. Die Veränderungen in der Waldlauf- und Schwimmgruppe unterscheiden sich folglich auch nicht signifikant von der Veränderung in der Kontrollgruppe, so daß eingeräumt werden muß, daß diese auch durch Störvariablen zustandegekommen sein können.

Bezüglich der Indizes „Verbesserung der aktuellen Stoffwechsellage", „Berücksichtigung der Stoffwechselauswirkungen von Ausdauersport" und „Relative Häufigkeit von Blutglukoseanstiegen" liegen mit großer Wahrscheinlichkeit keine sportartspezifischen Differenzen vor. Blutglukoseanstiege während sportlicher Betätigung, die entweder aus einem Insulinmangel oder einer Kombination aus zu geringer Insulinämie und hoher Belastungsintensität (mit überschießender kontrainsulinärer Hormonausschüttung) entstehen können, traten beim Diabetikersportgruppenexperiment relativ selten auf, am häufigsten in der Kegelgruppe ($\bar{x}=10\%$).

Die beiden als Likert-Skalen konzipierten Indizes „Verbesserung der aktuellen Stoffwechsellage" und „Berücksichtigung der Stoffwechselauswirkungen von Ausdauersport" weisen auf ein gutes Zurechtkommen in der Berücksichtigung der Stoffwechselauswirkungen sportlicher Aktivitäten durch Anpassung der Insulindosis und Diät hin. Die durchschnittlichen Likertwerte von 3.0 bedeuten, daß die Teilnehmer am Ende des Sports im Mittel Blutglukosewerte zwischen 50 und 60 mg/dl oder zwischen 140 und 160 mg/dl gehabt haben. Für die Ausdauersportgruppen bedeutet das, daß bei beliebigen Blutglukoseausgangswerten im Schnitt nahenormoglykämische Blutglukosewerte danach erzielt werden konnten, d. h. durchschnittlich wurde die aktuelle Blutglukosekonzentration verbessert oder konnte in akzeptablen Blutglukosebereichen erhalten werden. Bei entsprechender Schulung und Anleitung sind TypI-Diabetiker somit in der Lage, nach den Ergebnissen ihrer Stoffwechselselbstkontrollen die notwendigen Hypoglykämieprophylaxen adäquat zu dosieren. Die in den Sportgruppen derart gewonnenen Ergebnisse untermauern die relativ hohen durchschnittlichen Likert-Werte im Index „Selbsteinschätzung der Therapieanpassungsfähigkeit" zum Abschluß des Diabetikersportgruppenexperiments.

Hypoglykämien, d. h. Blutglukosekonzentrationen nach dem Sport von weniger als 50 mg/dl, traten am häufigsten in der Waldlaufgruppe auf, und zwar signifikant öfter als in der Kegelgruppe, wo es überhaupt nicht zu Hypoglykämien gekommen ist. Diese leichten Formen der Hypoglykämien werden sofort durch die Aufnahme von 1–2 BE in schnell resorbierbarer Form kompensiert, um den Blutglukosespiegel zu normalisieren. Es kam während des gesamten Diabetikersportgruppenexperiments zu keiner einzigen schweren, behandlungsbedürftigen Hypoglykämie. Das Auftreten von leichten Hypoglykämien wurde von keinem der Teilnehmer als außergewöhnlich bezeichnet, da es unter dem Ziel einer nahenormoglykämischen Einstellung zwangsläufig häufiger zu Blutglukosewerten unter 50 mg/dl kommt. Leichte Hypoglykämien während des Sports traten relativ selten auf. Sie wurden durch eine sofortige Glukoseaufnahme kompensiert, so daß die sportliche Aktivität nicht um mehr als 5–10 min unterbrochen werden mußte.

Der durchschnittliche Blutglukoseabfall wurde in den Sportgruppen erhoben, sofern keine Therapieanpassungsmaßnahmen vorher ergriffen worden sind, d. h. in den Ausdauersportgruppen bei Vorliegen eines hyperglykämischen Ausgangsblutglukosewertes. Bezogen auf eine Bewegungsdauer von 45 min sind diese mittleren Blutglukoseabfälle beim Waldlauf mit 87 mg/dl und Schwimmen mit 101 mg/dl jeweils signifikant höher als beim Radfahren mit 46 mg/dl und Kegeln mit 16 mg/dl. Die durchschnittlichen Belastungsintensitäten im Diabetikersportgruppenexperiment stehen recht gut im Einklang mit diesen Ergebnissen. Es ergeben sich etwa doppelt so hohe Blutglukoseabfälle bei den Ausdauersportarten, die mit hoher Belastungsintensität durchgeführt wurden, im Vergleich zur Ausdauersportart Radfahren, die mit mittlerer Intensität betrieben wurde. Therapieadaptionen sind beim Kegeln, mit niedriger Intensität ausgeführt, offensichtlich nicht nötig.

Widersprüchlich scheint hier auf den ersten Blick die nur geringfügige Absenkung der Blutglukosespiegel beim Kegeln, aber die gleich gute Verbesserung der aktuellen Stoffwechsellage (gemessen durch den Index) zu sein. Da der Index jedoch bei einer Absenkung um z. B. 30 mg/dl von 180 mg/dl auf 150 mg/dl den Skalenwert 3.0 hat, genau wie bei einer Absenkung um z. B. 130 mg/dl von 180 mg/dl auf 50 mg/dl (s. Kapitel 9.4.3), wird klar, daß der Index diese sportart- bzw. belastungsintensitätsbedingt verschiedenen Blutglukoseabfälle nicht widerspiegeln kann. Die Absenkung von Blutglukoseausgangswerten über 200 mg/dl in einen normoglykämischen Bereich ist allerdings durch das Kegeln nicht erzielt worden.

Bezüglich der Therapieformen bestehen mit relativ großer Wahrscheinlichkeit keine Unterschiede in den Variablen zur Therapieadaption. Die Teilnehmer des Diabetikersportgruppenexperiments konnten unabhängig von der Therapieform durchschnittlich ihre Stoffwechsellage verbessern, die Stoffwechselauswirkungen von Ausdauersport gut berücksichtigen, unter Auftreten von weniger als 20% leichter Hypoglykämien und weniger als 12% Blutglukoseanstiegen Sport treiben und trauten sich die Berücksichtigung der Stoffwechselauswirkungen unter Erhalt einer guten Stoffwechsellage ebenfalls unabhängig von der Therapieform selbst zu. Die Therapieadaption an sportliche Aktivitäten gelingt nach diesen Ergebnissen bei jeder Therapieform gleich gut und nicht, wie berichtet wird, bei der Pentherapie (Daikeler/Manzel, 1987) oder bei der Pumpentherapie (Renner/Ruhland, 1987) besser.

5.1.2.3 Einstellung zum Sport

Der H-Test weist signifikante sportartspezifische Unterschiede in der Veränderung der Subskala „Soziale Erfahrung" nach. Am höchsten sind die Werte in der Waldlauf- und Kegelgruppe, am niedrigsten in der Schwimmgruppe. Die multiplen Mittelwertvergleiche können jedoch signifikante Unterschiede zwischen diesen Gruppen und ebenso zu den Kontrollgruppen nicht sichern. Offensichtlich sind die Effekte zu gering, und die Treatmenteffekte sind durch die Wirkung weiterer Störvariablen konfundiert. Trotzdem bleibt der Unterschied zwischen der Individualsportart Schwimmen und der sozialintegrativen Sportart

Kegeln sowie dem Waldlauf, bei dem der soziale Kontakt besonders im Vordergrund stand (s. Kapitel 5.1.1.4), durchaus diskussionswürdig.

Singer u. a. (1980, 124) fanden in ihrer Untersuchung zwischen Schwimmen und Mannschaftssportarten ebenfalls Unterschiede in den Einstellungswerten zur „Sozialen Erfahrung": Beide Geschlechter erzielten auf der Subskala „Soziale Erfahrung" bei den Mannschaftssportarten die höchsten Werte von durchschnittlich etwa 4.0, bei den männlichen Schwimmern waren diese nur etwas geringer (ca. 3.9), bei den weiblichen deutlicher (ca. 3.6, $p \leq 5\%$). Die Schwimmer/-innen des Diabetikersportgruppenexperiments liegen mit durchschnittlich 3.1 auf dieser Skala eindeutig darunter.

Geschlechtsspezifische Unterschiede in der Einstellung zum Sport sind zwar beim Diabetikersportgruppenexperiment untersucht worden, werden aber aufgrund des untergeordneten Stellenwertes in der Dissertation nicht beschrieben. Wesentlich andere Tendenzen in den Ergebnissen der Untersuchung sportartspezifisch unterschiedlicher Veränderungen in der Einstellung zum Sport ergeben sich aber auch bei getrenntgeschlechtlicher Analyse nicht.

5.1.2.4 Aktuelle Befindlichkeit

Sportartspezifische Unterschiede in der Veränderung der Befindlichkeitszustände der *negativen Quadranten* konnten nur bei der Skala „Deprimiertheit" nachgewiesen werden. Der maximale Abfall erfolgte in der Schwimmgruppe, gefolgt von der Kegelgruppe. Die anschließenden multiplen Mittelwertvergleiche ergeben jedoch keinen statistisch gesicherten Unterschied zwischen je zwei Gruppen.

Bezüglich der Befindlichkeitszustände der *positiven Quadranten* ergeben sich erwartungsgemäß keine statistisch signifikanten Unterschiede bei der Skala „Gehobene Stimmung", wohl aber bei den anderen drei Skalen. Am deutlichsten sind die sportartspezifischen Unterschiede in der Veränderung der Befindlichkeit bei der Subskala „Aktiviertheit": Die Kegel- und Schwimmgruppe veränderten sich hier signifikant gegenüber der Fahrrad- und Wartekontrollgruppe. Bei der Skala „Besinnlichkeit" erfolgten signifikant unterschiedliche Abfälle in den Befindlichkeitswerten zwischen der Kegelgruppe und jeweils der Waldlauf- und Fahrradgruppe. Die Steigerung des Befindlichkeitszustandes „Ruhe" ist signifikant unterschiedlich nur zwischen der Kegelgruppe und der Wartekontrollgruppe.

Insgesamt ergibt sich daraus recht deutlich, daß die Befindlichkeitszustände sportartspezifisch unterschiedlich verändert werden. Tendenziell ergeben sich beim Kegeln die stärksten Veränderungen, beim Schwimmen die zweitstärksten und beim Fahrradfahren sowie Waldlaufen in etwa dieselben, geringsten Veränderungen. Die Tendenz stärkerer Befindlichkeitsveränderungen bei zunehmender körperlicher Belastung, die Abele und Brehm (1984) in ihrer Untersuchung feststellten, kann somit in den eigenen Ergebnissen nicht gesehen werden.

Die schon in Kapitel 5.1.1.5 erwähnte Tendenz, daß sich die Befindlichkeitswerte der positiven Quadranten gegenüber der negativen Quadranten stärker verändern lassen, wird in Tabelle 27 durch die im Schnitt höheren Mittelwerte der ersten vier Spalten noch einmal bestätigt.

5.1.3 Zusammenhangshypothesen

5.1.3.1 Stoffwechseleinstellung

Sportliche Aktivitäten werden zur gezielten Verbesserung der Blutzuckereinstellung unabhängig von der Therapieform eingesetzt. Die Art der Behandlung steht also in keinem Zusammenhang mit dem Ausmaß, mit dem Sport in hyperglykämischen Situationen eingesetzt wird, um den Blutglukosespiegel zu normalisieren. Die TypI-Diabetiker des Sportgruppenexperiments setzen Sport dazu unabhängig von der Therapieform nur sporadisch ein (vergl. Kapitel 5.1.1.1).

5.1.3.2 Physiologische Parameter

Zwischen der relativen PWC_{170} und der Belastungslactatkonzentration einer definierten 3-Stufen-Fahrradergometrie besteht eine signifikante, schwach negative Korrelation. Da sich beide Parameter während des Diabetikersportgruppenexperiments nicht signifikant verändert haben, ist zu erwarten, daß die Korrelation sowohl für die Pre- wie für die Posttestdaten signifikant ist. Durch die Regressionsgeradengleichung

$$y = -1.01x + 6.79$$

läßt sich die Belastungslactatkonzentration ($= y$) aus der relativen PWC_{170} ($= x$) berechnen, wobei die tatsächliche Belastungslactatkonzentration mit 68%iger Wahrscheinlichkeit im Bereich $y \pm 1.52\,\text{mmol/l}$ liegt (s. Abb. 10).

Sollte sich in weiteren Untersuchungen dieser Zusammenhang bestätigen lassen, hat das für die Sportmedizin die Bedeutung, daß die Belastungslactatkonzentration einer definierten Fahrradergometrie über die relative PWC_{170} abgeschätzt werden könnte und umgekehrt.

Das Ausmaß der sportlichen Betätigung im zurückliegenden Jahr steht für die Teilnehmer des Diabetikersportgruppenexperiments in keinem Zusammenhang mit der relativen PWC_{170} der Pretestmessung. Die in der Sportmedizin bekannte Tatsache trainingsbedingter Adaptionen des Herz-Kreislauf-Systems, wodurch eine Erhöhung der relativen PWC_{170} erfolgt (Mellerowicz/Meller, 1980, 107), schlägt sich bei den Probanden nicht in dem Maße nieder, daß ein positiver Zusammenhang nachgewiesen werden kann. Ursachen hierfür könnten in den oftmals nur unterschwelligen Trainingsreizen des Freizeit- und Breitensports, den die Teilnehmer in der Regel im zurückliegenden Jahr ausgeübt hatten, liegen. Kein einziger Proband des Diabetikersportgruppenexperiments übte regelmäßig Sport im Verein oder Leistungssport aus.

5.1.3.3 Therapieadaption

Die Zusammenhangshypothese $H_{Z4}(1)$ dient der Untersuchung der Frage, ob die Teilnehmer, die im zurückliegenden Jahr sportlich aktiver waren, sich in der Therapieanpassungsfähigkeit selbst höher einschätzen. Als zweites wurde die Vermutung geprüft, ob die Ausdauersportler des Diabetikersportgruppenexperiments, die die Stoffwechselauswirkungen optimaler berücksichtigen konnten, sich am Ende des Experiments in der Fähigkeit zur Therapieanpassung selbst höher einschätzen. Beide Rangkorrelationskoeffizienten zu diesen Hypothesen sind positiv, aber statistisch nicht signifikant; der zweite Koeffizient liegt nur geringfügig über dem 5%-Signifikanzniveau. Der durch den Fragebogen erhobene Index „Selbsteinschätzung der Therapieanpassungsfähigkeit" ist also, den Erwartungen entsprechend, mit dem sportiven Verhalten und den im Diabetikersportgruppenexperiment gesammelten Erfahrungen in der Berücksichtigung der Stoffwechselauswirkungen schwach positiv korreliert.

5.1.3.4 Einstellung zum Sport

Die letzte Korrelationsuntersuchung betrifft die Frage nach dem Zusammenhang zwischen dem sportiven Verhalten und der Einstellung zum Sport. Nach Singer (1985a) ist eine positive Einstellung zum Sport eher eine schwach hinreichende und stark notwendige Bedingung dafür, daß jemand Sport treibt, d. h.: Wenn jemand viel Sport treibt, hat dieser mit großer Wahrscheinlichkeit eine positive Einstellung zum Sport, aber wenn jemand eine positive Einstellung zum Sport hat, treibt dieser nur mit geringerer Wahrscheinlichkeit auch Sport. Trotzdem bleibt nach Meinung des Autors die Entwicklung positiver Einstellungen dem Sport gegenüber eine wichtige Aufgabe, da eine positive Einstellung zum Sport die Ausübung einer sportlichen Aktivität zumindest wahrscheinlicher macht.

Nach Schmidt u. a. (1975, 13) sind Handlungen und Verhaltensweisen (z. B. sportives Verhalten) verursacht und bedingt durch Einstellungen. Diese steuern und beeinflussen als Verhaltensdispositionen das tatsächliche Verhalten vorrangig.

Für die Teilnehmer am Diabetikersportgruppenexperiment ergeben sich statistisch signifikante, schwach positive Zusammenhänge zwischen dem Ausmaß an sportlicher Betätigung im zurückliegenden Jahr und der Einstellung zum Sport nur bei den Subskalen „Ästhetische Erfahrung" und „Asketische Erfahrung". Für die übrigen Subskalen sind die Zusammenhänge zwar positiv, aber nicht signifikant. Die Einstellungswerte auf den Subskalen „Soziale Erfahrung" und „Gesundheit/Fitness" sind mit dem Ausmaß an sportlicher Betätigung am wenigsten korreliert. Offensichtlich spielt der Gesundheitswert und der soziale Kontakt bei sportlichen Aktivitäten für die Probanden unabhängig von ihrem sportiven Verhalten eine gleichsam hohe Rolle: Der durchschnittliche Likertwert (Pretestmessung) aller Teilnehmer (n=50) beträgt für die
Subskala „Gesundheit/Fitness" 3.8
[SEM = 0.1, (min,max) = (1.6,4.9)], für die
Subskala „Soziale Erfahrung" 3.5
[SEM = 0.1, (min,max) = (2.0,4.4)]
und ist damit relativ hoch.

Singer u. a. (1980, 50) kommen nach einer Analyse der Untersuchungen, die sich mit der Einstellung zum Sport bei verschiedenem Ausmaß des Sportengagements befassen, zusammengefaßt zu dem Ergebnis, daß in der Regel um so höhere Einstellungswerte auftreten, je höher der Grad des allgemeinen sportlichen Engagements ist. Am deutlichsten zeigt sich diese Tendenz bei den Subskalen „Asketische Erfahrung", „Spannung/Risiko" und „Soziale Erfahrung", am wenigsten bei der Subskala „Ästhetische Erfahrung". Die von Singer u. a. (1980, 111) selbst durchgeführte Untersuchung ergab tendenziell die gleichen Ergebnisse. Besonders stark zeigte sich der positive Zusammenhang zwischen den Einstellungswerten und dem Ausmaß des Sportengagements auch bei der Subskala „Katharsis", während er bei den Subskalen „Gesundheit/Fitness" und „Ästhetische Erfahrung" nicht nachweisbar ist.

Der untersuchte Zusammenhang ist für die Diabetiker im Widerspruch dazu gerade für die Subskala „Ästhetische Erfahrung" am eindeutigsten. Offensichtlich ist für die Diabetiker des Sportgruppenexperiments die Bedeutung des Sports als Ausdruck schöner Bewegungsformen abhängig vom eigenen sportiven Verhalten. Das trifft für die Frauen im stärkeren Maße gegenüber den Männern zu, wie die getrenntgeschlechtliche Analyse gezeigt hat. Bezüglich der Subskalen „Asketische Erfahrung" und „Gesundheit/ Fitness" decken sich die eigenen Ergebnisse mit denen in der Literatur. Dotson und Stanley (1972) fanden ebenfalls signifikante positive Korrelationen zwischen ihrem Sport-Leistungsindex und der Subskala „Asketische Erfahrung". Bei getrenntgeschlechtlicher Untersuchung besteht der signifikante Zusammenhang zwischen der Subskala „Asketische Erfahrung" und dem Index „Ausmaß an sportlicher Betätigung" nur noch bei den Männern. Für die übrigen Subskalen decken sich die Ergebnisse der getrenntgeschlechtlichen Analyse mit der der Gesamtstichprobe.

Die Durchschnittslikertwerte (Pretestmessung) aller Probanden des Diabetikersportgruppenexperiments (n=50) betragen für die
Subskala „Katharsis" 2.9
  [SEM = 0.1, (min,max) = (1.4,4.1)], die
Subskala „Ästhetische Erfahrung" 2.8
  [SEM = 0.1, (min,max) = (1.5,4.8)], die
Subskala „Asketische Erfahrung" 2.2
  [SEM = 0.1, (min,max) = (1.1,3.6)] und die
Subskala „Spannung/Risiko" 2.2
  [SEM = 0.1, (min,max) = (1.0,4.0)].
Diese Einstellungswerte sind im Vergleich zu denen der Subskalen „Gesundheit/Fitness" und „Soziale Erfahrung" geringer. Sportliche Aktivitäten zum Erfahren von Enthaltsamkeit und Selbstdisziplin sowie zum Erleben von Wagnis und Gefahr spielen für TypI-Diabetiker offensichtlich eine nicht so starke Rolle wie sportliche Aktivitäten als Mittel der Erhaltung bzw. Verbesserung von Gesundheit und Fitness und als Medium für soziale Interaktionen.

5.1.4 Anpassung der Kohlenhydratzufuhr und Insulindosis

Die Angaben in den Tabellen über die Anpassung der Kohlenhydratzufuhr und Insulindosis zur Verhinderung bewegungsinduzierter Hypoglykämien basieren auf der durchschnittlichen Belastungsintensität und -dauer der Sportprogramme des Diabetikersportgruppenexperiments. Für davon abweichende sportliche Aktivitäten können leicht die in diesem Kapitel dargestellten Empfehlungen modifiziert werden.

Tabelle 56. Empfehlungen über Zusatz-BE vor dem Sport bei verstärkter Insulinämie und einer Bewegungsdauer von 45 min

Blutglukoseausgangs-konzentration (mg/dl)	Zusatz-BE vorher bei verstärkter Insulinämie und einer Bewegungsdauer von 45 min beim			
	Waldlauf	Schwimmen	Radfahren	Kegeln
BG < 80	3–4	3–4	1.5–2	1–1.5
80 ≤ BG ≤ 150	2–3	1.5–3	1–1.5	0–0.5
150 < BG	0–1.5	0–1	0–0.5	0

Eine Analyse der Tabellen über die Zusatz-BE vor und nach dem Sport ergibt bis auf kleine Unregelmäßigkeiten, daß es bei allen Sportarten keine wesentlichen therapieformspezifischen Unterschiede gibt. Bei normaler bis geringer Insulinämie sind beim Waldlauf und Schwimmen etwa 0.5 bis 1 Zusatz-BE vorher und nachher weniger nötig als bei verstärkter Insulinämie. Beim Radfahren und Kegeln tritt dieser insulinämiebedingte Unterschied nicht auf. Bezieht man die bei verstärkter Insulinämie vorher aufgenommenen Zusatz-BE auch beim Radfahren und Kegeln auf eine Bewegungsdauer von 45 min, können die folgenden Empfehlungen aus den Ergebnissen abgeleitet werden (Tabelle 56).

Der Tabelle kann entnommen werden, daß pro 45 min Bewegungsdauer beim Radfahren gegenüber Waldlauf und Schwimmen durchschnittlich die Hälfte an Zusatz-BE vor dem Sport ausreichen. Zwischen Waldlauf und Schwimmen bestehen diesbezüglich keine nennenswerten Unterschiede. Die Zusatz-BE vor dem Kegeln liegen nur unwesentlich (etwa 0.5 BE) über der Kohlenhydratmenge, die TypI-Diabetiker ohne sportliche Betätigung zur Herstellung einer Normoglykämie aufnehmen würden. Die Höhe der notwendigen Zusatz-BE vor dem Sport in Tabelle 56 spiegelt in fast idealer Weise die durchschnittlichen Belastungsintensitäten wider, mit denen die Sportarten im Diabetikersportgruppenexperiment getrieben wurden. Man kann deshalb wahrscheinlich diese Empfehlungen auf Sportarten, die mit vergleichbarer Intensität und Dauer betrieben werden, übertragen.

Geissler u. a. (1988) errechneten für eine einstündige, halbmaximale Belastung (etwa 70% der maximalen Leistungsfähigkeit) einen zusätzlichen Kohlenhydratbedarf von 3 BE bei Blutglukoseausgangswerten zwischen 80 und 120 mg/dl. Die eigenen Resultate stimmen mit diesem Ergebnis gut überein. Breuer-Schüder (1988, 62) berichtet von Erfahrungen über Zusatz-BE vom International Diabetes Center in Minneapolis, USA. Danach sind bei einstündigem Sport (Schwimmen, Jogging, Tennis) mittlerer Belastungsintensität in Abhängigkeit vom Ausgangsblutglukosewert folgende Zusatz-BE nötig:

Ausgangs-BG unter 80 mg/dl: 2–4 Zusatz-BE,
Ausgangs-BG   80–170 mg/dl: 1–2 Zusatz-BE,
Ausgangs-BG 180–250 mg/dl: 0 Zusatz-BE.

Diese Empfehlungen liegen etwas über denen für das Fahrradfahren (s. Tabelle 56), das auch mit mittlerer Intensität ausgeführt wurde.

Die eigenen Ergebnisse für die Waldlauf- und Schwimmgruppe decken sich am besten mit den Angaben bei Standl (1988), der bei niedrigen BG-Ausgangswerten 3–4 Zusatz-BE pro 1/2 h anstrengender Arbeit empfiehlt. Beim Waldlaufen und Schwimmen lag die durchschnittliche Belastungsintensität während des Sports im submaximalen Bereich zwischen 70 und 90 % der maximalen Leistungsfähigkeit, war also auch anstrengend.

Gegenüber den anderen in der Literatur vorliegenden Empfehlungen über Zusatz-BE vor sportlicher Aktivität (s. Tabelle 2) sprechen die eigenen Ergebnisse dafür, daß insbesondere bei hypoglykämischen Ausgangsblutglukosewerten deutlich mehr als bisher empfohlen werden sollte.

Besonderes Interesse verdient auch das Verhalten der Probanden bezüglich der Aufnahme von Zusatz-BE nach dem Sport. In Kapitel 2.3 wurde auf diese Fragestellung schon hingewiesen. Einige Autoren (Kemmer, 1986, 35; Berger, 1988; Breuer-Schüder, 1988, 55) empfehlen den Verzehr von Zusatz-BE auch nach dem Sport, um der gesteigerten Insulinsensitivität und dem verstärkten Muskel- und Leberglykogenaufbau Rechnung zu tragen. Die eigenen Ergebnisse zeigen jedoch, daß die Probanden unabhängig von der Sportart Zusatz-BE nach dem Sport nur dann aufgenommen haben, wenn der Zielblutglukosewert hypoglykämisch war. Die in diesem Fall aufgenommenen 1–2 BE entsprechen der Kohlenhydratmenge, die TypI-Diabetiker in der Regel sowieso aufnehmen, um die Blutglukosekonzentration in den Normbereich anzuheben. Protrahierte Hypoglykämien, die auf den Sport zurückzuführen sind, traten nur bei einem Probanden der Schwimmgruppe mit konventioneller Therapie auf, die durch Reduktion der Abenddosis um 20 % verhindert werden konnten. Ein Proband der Waldlaufgruppe mit Pentherapie bekam einmal eine zeitlich verzögerte Hypoglykämie nach dem Sport. Ansonsten gab keiner der Sportgruppenteilnehmer an, nach der sportlichen Betätigung sportbedingte Blutglukoseabfälle, die kompensationsbedürftig waren, gehabt zu haben. Diese Erkenntnisse deuten darauf hin, daß in der Regel Zusatz-BE nach der sportlichen Aktivität nur aufgenommen werden müssen, sofern eine hypoglykämische Blutglukosekonzentration normalisiert werden muß. Protrahierte, sportbedingte Hypoglykämien sind bei Sport kürzerer Dauer (unter 2 h) eher selten.

Einige Ausdauersportgruppenteilnehmer mit intensivierter Insulintherapie reduzierten zur Verhinderung bewegungsinduzierter Hypoglykämien den Bolus, sofern dieser nicht über 2 h vor Beginn des Sports appliziert wurde. Die durchschnittlichen Bolusreduktionen (s. Tabelle 40) liegen, unabhängig von der Ausdauersportart, dicht bei der in der Literatur empfohlenen Bolusreduktion von 50 % (s. Tabelle 2). Die eigenen Ergebnisse sprechen damit ebenfalls für die Empfehlung, bei sportlichen Aktivitäten mittlerer bis hoher Intensität und einer Dauer von mindestens 30 min den mahlzeitenbedingten Bolus um 50 % zu reduzieren. Bolusapplikation und Sportbeginn sollten dabei nicht über 2 h auseinanderliegen, da ansonsten in der Regel mit zu hohen Blutglukosewerten vor dem Sport zu rechnen ist.

Bezüglich der vorgenommenen Basalratenmodifikationen kann Tabelle 41 entnommen werden, daß die Basalrate drastisch gesenkt werden kann. Die Waldläufer kamen dabei mit einem Abschalten der Pumpe unmittelbar vor Sportbeginn und einem Zurückstellen der Basalrate zwischen 0 und 30 min nach dem Sport gut aus. Die Pumpenpatientin der Fahrradgruppe reduzierte ihre Basalrate drastisch schon über 1 h vor den Radtouren, mußte sie aber im Mittel schon 1/2 h vor dem Ende der Radtouren wieder zurückstellen. Dies erfolgte nach einer Blutglukosebestimmung während der Radtour, die einen Blutglukoseanstieg zum Ergebnis hatte. Dieser Blutglukoseanstieg konnte durch eine Reduktion der vorherigen Zusatz-BE und eine etwas später vorgenommene Basalratenreduktion verhindert werden.

5.2 Fahrradreisen

5.2.1 Veränderungshypothesen

Die Insulinsensitivität, ausgedrückt durch K (s. Kapitel 3.2.3), verbesserte sich während beider Radreisen signifikant von über eins vorher auf unter eins während der Radreisen. Nach Howorka (1987, 39) beschreibt der K-Wert die individuelle Insulinsensitivität: bei C-Peptid-positiven Patienten mit erhaltener Residualfunktion ist K kleiner als eins, bei fehlender endogener Insulinsekretion und ohne Insulinresistenz ist K gleich eins und bei Patienten mit Insulinresistenz ist K größer als eins. Die deutliche Abnahme von K während der Radreisen spiegelt die gesteigerte Insulinsensitivität der Gewebe während länger andauernden sportlichen Aktivitäten wider, die eine Insulindosisreduktion als Therapieanpassung notwendig macht. Die durch K quantifizierte Insulinsensitivität verbesserte sich bei beiden Radreisen unabhängig von der Therapieform.

Einen Anstieg der peripheren Insulinsensitivität konnten auch Wallberg-Henriksson u. a. (1982) nach einem 4monatigen Trainingsprogramm feststellen. Nach Yki-Järvinen u. a. (1984) kann nur bei Pumpenpatienten durch ein regelmäßig durchgeführtes Ausdauertraining die Insulinempfindlichkeit der peripheren Gewebe so gesteigert werden, daß keine Unterschiede mehr zu der von Nichtdiabetikern besteht.

Die mittlere Blutglukosekonzentration lag während der Radreisen im leicht hyperglykämischen Bereich bei 130 bzw. 125 mg/dl und war bei beiden Radreisen niedriger als vorher. Die Probanden der Radreise Lüneburger Heide waren vor der Reise durchschnittlich etwas schlechter eingestellt als die Teilnehmer der Donaureise (150 versus 139 mg/dl MBG berechnet aus dem vorherigen HbA_{1c}). Dadurch kommt die nur bei der ersten Radreise nachweisbare statistisch signifikante Veränderung in der MBG zustande: Die vorher schon sehr gute Einstellung der Probanden der zweiten Reise ließ sich nicht mehr signifikant verbessern. Entsprechend können auch die nicht signifikanten Veränderungen zwischen der MBG, die vorher von den Probanden an drei Tagen ohne sportliche Betätigung erhoben wurde, und der MBG während der Radreise interpretiert werden. Eine im Durchschnitt gute Stoffwechseleinstellung der Teilnehmer bleibt durch die durchgeführte Therapieanpassung während der Radreisen erhalten.

5.2.2 Anpassung der Insulinbehandlung und Diät

Bezüglich der relativen Änderung der Kohlenhydratzufuhr ergab sich für beide Fahrradreisen durchschnittlich eine Steigerung um 63% tagsüber und um 40% abends. Die Teilnehmer haben dadurch ihren erhöhten Kalorienbedarf während und nach der ca. 5stündigen täglichen Fahrradtour gedeckt. Die vorgenommenen Insulindosisreduktionen müssen natürlich in Relation zu dieser erhöhten Kohlenhydratzufuhr bewertet werden. Die Teilnehmer mit konventioneller Therapie haben die Morgendosis durchschnittlich um 22% abgesenkt, die Abenddosis um 10%. Die Probanden mit intensivierter Insulintherapie (Pen/Pumpe) haben im Mittel das prandiale Insulin zwischen 6 und 18 h um 10% reduziert, das zwischen 18 und 6 h allerdings um 7% erhöht.

Eine valide Größe zur Beurteilung der durchschnittlichen, individuellen Insulineinsparung muß rechnerisch die vermehrt aufgenommenen Kohlenhydrate berücksichtigen. Dazu bildet man das Verhältnis Q aus dem durchschnittlichen Tagesinsulinbedarf während der Radreise und dem Tagesinsulinbedarf, der bei der mittleren BE-Zufuhr der Radreise normalerweise benötigt worden wäre. (Zur Berechnung dieses Adaptionsquotienten Q, der aus rechentechnischen Gründen nur für die intensivierten Insulintherapieformen bestimmt werden kann, s. Kapitel 3.2.3.)

Die Ergänzung von Q zu 1 drückt die durchschnittliche Insulineinsparung während der Radreisen aus: Bei der ersten Radreise wurden die Insulindosen unter Berücksichtigung der vermehrt aufgenommenen Kohlenhydrate im Durchschnitt um 27% (= 1 - 0.73) reduziert, bei der zweiten um 31%. Die durchschnittliche Insulineinsparung der ersten Reise wurde also durch die zweite Reise, die mit der ersten in täglicher Belastungsdauer und -intensität übereinstimmt, in fast idealer Weise bestätigt. Allerdings muß hier berücksichtigt werden, daß vier der Teilnehmer der ersten Reise mit intensivierter Insulintherapie auch an der zweiten teilgenommen haben. Der ausgesprochen kleine Standardfehler des Mittelwertes zeigt an, daß interindividuelle Unterschiede Q nur gering beeinflussen. Man kann deshalb bei sportlichen Aktivitäten vergleichbarer Dauer und Intensität davon ausgehen, daß bei Einhaltung der gleichen Diät etwa 30% der Tagesinsulindosis gespart werden.

Nach Auswertung der Protokollhefte aller Teilnehmer können für die einzelnen Therapieformen die in Tabelle 57 dargestellten initialen Anpassungsempfehlungen gegeben werden. Der Großteil der Teilnehmer mit Pentherapie reduzierte die abendliche Basalinsulindosis um weniger als 20%, um nicht hyperglykämisch während der Nacht und am nächsten Morgen zu liegen. Trotzdem sollte initial um 20% reduziert werden, um eventuellen Späthypoglyk-

Tabelle 57. Initiale Anpassungsempfehlungen bei 5stündigen Fahrradtouren mittlerer Belastungsintensität oder vergleichbaren sportlichen Aktivitäten

Therapie-form	Insulindosis	Reduktionsempfehlung
KT	Morgeninjektion	30% bei gleicher Diät
	Abendinjektion	30% bei gleicher Diät
		(In 3 von 5 Fällen war eine Reduktion der Abenddosis um weniger als 30% angemessen.)
Pen	Bolus	50%, abends eher weniger
	Basal, morgens	40%
	Basal, abends	20%
		(In 2 von 3 Fällen wurde abends gar nicht reduziert.)
	Basal, nur abends (einmalige Applikation)	20%
		[In 5 von 7 Fällen wurde gar nicht reduziert. Das stimmt mit den Beobachtungen von Daikeler und Manzl (1987) überein, nach denen auch nur 2 von 7 Patienten das Basalinsulin abends während Aktivreisen reduziert haben.]
Pumpe	Bolus	50%, abends eher weniger
	Basalrate	70%, $\frac{1}{2}$ h vor den Radtouren reduzieren, $\frac{1}{2}$ h nach den Radtouren wieder zurückstellen
		[Eine Basalratenabsenkung am Abend und nachts war bei keiner der Pumpenpatienten notwendig. Die Basalrate wurde durchschnittlich 25 min vor Beginn der Radtouren reduziert und 20 min danach wieder zurückgestellt (s. Tabelle 44).]

ämien vorzubeugen, die bei Sport längerer Dauer (über 2 h) auftreten können. Hier sind insbesondere TypI-Diabetiker gefährdet, die über eine noch ausgeprägte endogene Restinsulinproduktion verfügen, d. h. vor allen Dingen Patienten mit kurzer Diabetesdauer.

Bei morgendlicher Hyperglykämie und am Vorabend vorgenommener Basalinsulindosisreduktion ist zunächst unbedingt eine nächtliche Hypoglykämie (die oft überschlafen wird) mit folgender Gegenregulation (Somogyi-Phänomen, s. Hürter, 1982, 128) auszuschließen, bevor die abendliche Basalinsulindosis wieder erhöht wird. Dazu muß die Blutglukosekonzentration um 3 Uhr früh bestimmt werden. Ein über Nacht bestehender Insulinmangel ist relativ leicht durch eine morgendliche Harnglukosebestimmung nachweisbar. Sinngemäß gelten diese Hinweise auch für die Dosisreduktion der Abendinjektion bei der konventionel-

len Therapie und die Basalratenabsenkung am Abend bzw. in der Nacht bei der
Pumpentherapie.

Selbst bei rechnerischer Berücksichtigung der vermehrt aufgenommenen
Kohlenhydrate waren drastische Insulindosiseinsparungen über 50 %, wie sie z. B.
von Berger (1988) und Kemmer (1986, 27) gefordert werden, trotz der für
Freizeitsportler beachtlichen Leistung nicht angemessen. Kemmer und Berger
(1986) konnten im Rahmen einer klinischen Untersuchung feststellen, daß gut
eingestellte TypI-Diabetiker die Morgendosis um mehr als zwei Drittel reduzieren
mußten, um eine milde Fahrradergometerbelastung über 3 h hypoglykämiefrei
bewältigen zu können. Die fünf Teilnehmer mit konventioneller Therapie haben
während beider Fahrradreisen durchschnittlich die Morgendosis um 22 %
reduziert und tagsüber im Mittel 41 % mehr Kohlenhydrate aufgenommen bei
guten, mittleren Blutglukosewerten. Die Therapieanpassungsergebnisse während
der Fahrradreisen stehen deshalb eher in Einklang mit den Angaben von Frank
(1987; s. Tabelle 3) und dem Erfahrungsbericht eines diabetischen Sportlers, der
bei Radtouren durch die Alpen mit einer täglichen Fahrzeit von 5–7 h die
Insulindosis um 33–50 % reduziert und zusätzlich Extra-Kohlenhydrate aufgenommen hat (Breuer-Schüder, 1988, 83).

Kleinschnittger (1987) hat während seiner Radtour durch die Alpen über eine
Strecke von 1600 km in 12 Tagen das prandiale Insulin (insgesamt 12 I.E.) völlig
wegelassen, das Basalinsulin um 40 % reduziert (von 10 I.E. auf 6 I.E.) und
mußte trotzdem noch deutlich mehr als die gewohnten 18 Tages-BE verzehren,
um hypoglykämiefrei zu bleiben. Das entspricht einer durchschnittlichen Insulineinsparung von über 75 %. Hier ist aber zu bedenken, daß einerseits die
Belastungsintensität während der Radtouren als deutlich hoch einzuschätzen ist
und andererseits bei den nur 22 Tagesinsulineinheiten, die vorher genommen
wurden, wahrscheinlich noch eine endogene Restinsulinproduktion besteht.
Auch die von Mondenard (1977) berichteten Insulindosisreduktionen von
größtenteils 75 % bei Fahrradtouren über 900 km in drei Wochen sind nicht ohne
weiteres mit den eigenen Ergebnissen vergleichbar, da die jugendlichen TypI-
Diabetiker teilweise sehr unterschiedliche Tageskilometerleistungen (einige bis zu
200 km) bewältigten.

5.3 Fahrradergometerexperiment

5.3.1 Veränderungshypothesen

Die Probanden der Versuchsgruppe wurden über die Untersuchungsphase von
drei Wochen angehalten, eine möglichst ausgeglichene Stoffwechsellage unter
Einhaltung der gleichen Insulintherapie und Diät zu erzielen. Es wurde untersucht, ob sich dadurch Einflüsse auf das HbA_1 und das HbA_{1c} nachweisen lassen.
Eine signifikante, aber noch im Normbereich gelegene Veränderung erfolgte nur
für das HbA_{1c} der Kontrollgruppe, d. h. bei den Probanden der Versuchsgruppe

sind das HbA_1 und HbA_{1c} wahrscheinlich unverändert geblieben. Dafür können zwei Erkärungen gegeben werden:

1. Die Stoffwechseleinstellung blieb bei den sowieso schon sehr gut eingestellten Diabetikern konstant.
2. Eine Zeitdauer von drei Wochen ist für die Erfassung von Veränderungen im HbA_1/HbA_{1c} zu kurz, so daß diese noch im Fehlerbereich der Bestimmungsmethode liegen.

Anstatt der HbA_1/HbA_{1c}-Bestimmung könnte hier die Serumfructosaminbestimmung eventuell besser geeignet sein, bei der glykolysierte Serumproteine bestimmt werden. Damit ist eine Aussage über die durchschnittliche Stoffwechsellage der zurückliegenden drei Wochen möglich (Laube, 1985; Bottermann, 1989). Leider stand die Bestimmung des Fructosamins für die Dissertation nicht zur Verfügung.

5.3.2 Unterschiedshypothesen

5.3.2.1 Blutglukosekonzentration

Die Belastungsblutglukosekonzentration nimmt durchschnittlich bei den Diabetikern ausnahmslos vom 10 zum 30min-Wert bei jeder Belastungsstufe ab. Die Blutglukoseabfälle der Diabetiker sind, bis auf eine einzige geringfügige Ausnahme bei dem 30min-Belastungsblutglukosewert der 2. und 3. Belastungsstufe, um so stärker, je höher die Belastungsintensität ist. Diese Ergebnisse zeigen, daß der Blutglukoseabfall bei TypI-Diabetikern während sportlicher Mittelzeit-Ausdauerleistungen einer milden bis submaximalen Belastungsintensität im aeroben bis partiell anaeroben Bereich um so stärker ausfällt, je länger und je intensiver die Belastung ist. Durch den nonparametrischen Friedman-Test lassen sich allerdings die angesprochenen Tendenzen nicht signifikant sichern, so daß dadurch die Gültigkeit dieser Ergebnisse insofern eingeschränkt ist. Weitere Untersuchungen zu der Problematik, insbesondere mit größeren Probandenzahlen, sind deshalb wünschenswert. Die Ergebnisse sprechen nichtsdestotrotz für die Tendenz, daß bei TypI-Diabetikern der Blutglukoseabfall mit der Belastungsintensität und -dauer steigt.

Bei den Nichtdiabetikern sind zwar durchschnittlich auch ausnahmslos Blutglukoseabfälle feststellbar, diese erfolgen aber nur innerhalb des Referenzbereiches und sind in ihrer Tendenz unabhängig von der Belastungsintensität und -dauer.

Ob die Blutglukosekonzentration im Auslastungsbereich weniger stark abfällt, kann durch die Ergebnisse des Fahrradergometerexperiments nicht beantwortet werden. Die Untersuchungen von Mitchell u. a. (1988) sprechen hier eher für mögliche Blutglukoseanstiege.

Die eigenen Ergebnisse stimmen mit den Angaben bei Kemmer/Berger (1983) und Renner/Ruhland (1987) überein, stehen jedoch im Widerspruch zu der Aussage von Dietze u. a. (1984, 301), Ausdauerleistungen seien am hypoglykämiegefährlichsten im Bereich zwischen 50 und 70% der maximalen Leistungsfähigkeit. Nach Mellerowicz/Meller (1980, 101) werden bei sportlichen Leistungen, die mit 60–90% der maximalen Leistungsfähigkeit betrieben werden, bei 30–40jährigen mit einer Ruheherzfrequenz von 70 Schlägen/min durchschnittliche Herzfrequenzen von 120–150 Schlägen/min erzielt. Berücksichtigt man, daß die Diabetiker im Durchschnitt eine Ruheherzfrequenz von 82 Schlägen/min haben (s. Tabelle 14), liegt die höchste Belastungsstufe mit einer durchschnittlichen Herzfrequenz von 157 Schlägen/min (s. Tabelle 45) eher bei 90% der maximalen Leistungsfähigkeit. Bei der höchsten Belastungsstufe des Fahrradergometerexperiments ergaben sich aber gerade die ausgeprägtesten Blutglukoseabfälle. Die bei hohen Belastungen verstärkt abgegebenen kontrainsulinären Hormone bewirken also offensichlich keine Abschwächung des Blutglukoseabfalls.

Die Untersuchungsergebnisse von Taton und Nazar (1977) stehen für die höchste Belastungsstufe nicht im Einklang mit den eigenen Ergebnissen. Taton und Nazar (1977) belasteten 10 männliche, normalgewichtige TypI-Diabetiker, Alter 18–40 Jahre, Diabetesdauer 5–10 Jahre, Tagesinsulindosis 60–90 I.E., 2–3 h nach der morgendlichen, normalen Insulininjektion und anschließendem, üblichen Frühstück wie folgt:
1. Belastungsstufe: ca. 35% der maximalen Sauerstoffaufnahmekapazität (= 25–57 Watt) über 50 min, durchschnittlicher Blutglukoseabfall nach 15 min: 30 mg/dl.
2. Belastungsstufe: ca. 50% der maximalen Sauerstoffaufnahmekapazität (= 57–90 Watt) über 50 min, durchschnittlicher Blutglukoseabfall nach 15 min: 60 mg/dl.
3. Belastungsstufe: ca. 72% der maximalen Sauerstoffaufnahmekapazität (= 90–147 Watt) über 11–25 min (16±7 min) bis zur subjektiven Erschöpfung, durchschnittlicher Blutglukoseabfall: 22 mg/dl.

Bei dieser Untersuchung steigt somit der Blutglukoseabfall nicht mit der Belastungsintensität an. Die 3. Belastungsstufe, bei der die durchschnittliche Lactatkonzentration unter 4 mmol/l lag, ist dabei im Vergleich zur 6. des Fahrradergometerexperiments sogar noch geringer.

Pruett und Maehlum (1973) haben 8 männliche, normalgewichtige TypI-Diabetiker, Alter 18–27 Jahre, Diabetesdauer 2–17 Jahre, Tagesinsulindosis 28–80 I.E., morgens nüchtern ohne morgendliche Insulininjektion auf vier verschiedenen Stufen (20, 50, 70 und 90% der maximalen Sauerstoffaufnahmekapazität) belastet. Die Belastungsdauer betrug 3 h oder weniger, sofern der Proband wegen Erschöpfung abbrach. Die Ergebnisse über die Blutglukoseentwicklung sind durch den Insulinentzug mit den Ergebnissen des Fahrradergometerexperiments nicht vergleichbar. Interessanterweise stellten Pruett und Maehlum (1973) auch keine Unterschiede zwischen Diabetikern und Nichtdiabetikern in der Blutglukoseveränderung bei den verschiedenen Belastungsstufen fest. Bei der 1. Belastungsstufe änderte sich die Blutglukosekonzentration nicht, bei der 2. fiel sie stärker ab als bei der 3., und bei der 4. erfolgte durchschnittlich sogar ein leichter Anstieg.

Zur weiteren Klärung des Zusammenhangs zwischen Blutglukoseabfall und Belastungsintensität wäre eine dem Fahrradergometerexperiment ähnliche Untersuchung (gewohnte Insulintherapie, 2 h Abstand zur letzten Mahlzeit, bestmögliche Kontrolle von Störvariablen) wünschenswert, die den Auslastungsbereich mit einschließt. Dazu müßte allerdings die Belastungsdauer verkürzt werden. Interessant wäre für diese Fragestellung auch ein Design, bei dem für die TypI-Diabetiker durch einen Biostator vor Beginn der Ergometrie bei vergleichbarer, ausreichender Insulinämie gleiche, hyperglykämische Ausgangsblutglukosewerte hergestellt werden. Solche Untersuchungen müssen allerdings in größeren Kliniken durchgeführt werden, die entsprechend apparativ ausgerüstet sind.

Die Hypothesen über die Unterschiedlichkeit der Erholungsblutglukosekonzentration bei den verschiedenen Belastungsstufen werden mit relativ großer Sicherheit sowohl für die Versuchs- wie auch für die Kontrollgruppe abgelehnt. Es kommt ausnahmslos gleichermaßen in der Versuchs- und Kontrollgruppe in der Erholungsphase zu Blutglukoseanstiegen, die teilweise signifikant sind. Ein ähnliches Verhalten der Erholungsblutglukosewerte wurde in der Untersuchung von Pruett und Maehlum (1973) sowohl bei den TypI-Diabetikern im Insulinentzug wie auch bei den Nichtdiabetikern beobachtet. Auch Woweries u. a. (1977) stellten bei einer 60minütigen Ergometrie mit einer Herzfrequenz von durchschnittlich 150 Schlägen/min und einer 20minütigen Ergometrie mit einer Herzfrequenz von durchschnittlich 180 Schlägen/min in der Erholungsphase bei Diabetikern und Nichtdiabetikern Blutglukoseanstiege fest, die bei der höheren Belastung etwas geringer ausgefallen sind. Viehrig (1977) stellte in ihrer Untersuchung nach einstündiger Fahrradergometerbelastung über 75 Watt ebenfalls bei den Diabetikern wie auch den Nichtdiabetikern Blutglukoseanstiege in der Erholungsphase fest.

Der Nachweis der Blutglukoseanstiege in der Erholungsphase steht in Einklang mit den Erkenntnissen über die Aufnahme von Zusatz-BE nach dem Sport, die die Teilnehmer des Diabetikersportgruppenexperiments i. a. nur bei hypoglykämischen Zielblutglukosewerten aufgenommen haben, um eine Normoglykämie wieder herzustellen (vergl. Kapitel 5.1.4). Es kann deshalb in der Regel davon ausgegangen werden, daß nach Sport kürzerer Dauer (unter 2 h) der Blutglukoseabfall nicht anhält. Die gesteigerte Insulinsensitivität der peripheren Gewebe kann also offensichtlich die anhaltende hepatische Glukosenachlieferung nicht kompensieren. Jeder diabetische Sportler sollte allerdings, um diesen Effekt bei sich selbst beurteilen zu können, initial etwa 2–3 h nach dem Sport eine Blutglukoseselbstbestimmung vornehmen. Neuere Untersuchungen deuten ebenfalls darauf hin, daß nach Muskelarbeit mit protrahierten Hypoglykämien nicht zu rechnen ist, sondern eher mit Blutglukoseanstiegen (Pfohl u. a., 1988; Böhmer u. a., 1988).

Therapieformspezifische Unterschiede im Blutglukoseabfall bei den einzelnen Belastungsstufen konnten nicht nachgewiesen werden. Da die Fahrradergometrien immer nachmittags und die vorherige Mahlzeit immer über 2 h vorher aufgenommen wurde, kann für alle Therapieformen zum Untersuchungszeitpunkt von einer normalen bis geringen Insulinämie ausgegangen werden (vergl. Tabelle 31). Die Therapieform hat unter diesen Bedingungen keinen Einfluß auf die Höhe des Blutglukoseabfalls bei körperlicher Belastung. Beim Diabetikersportgruppenexperiment konnten in Übereinstimmung hierzu auch keine therapieformspezifischen Unterschiede in der Menge der Zusatz-BE vor und nach dem Sport festgestellt werden (vergl. Kapitel 5.1.4).

Signifikante Unterschiede in den Blutglukosekonzentrationen in % des Initial-bzw. Endwertes zwischen Versuchs- und Kontrollgruppe konnten nur für die 20min-Belastungsblutglukosekonzentration der 4. und 6. Belastungsstufe und für die 30min-Belastungsblutglukosekonzentration der 2., 4., 5. und 6. Belastungsstufe nachgewiesen werden. Alle anderen Blutglukosekonzentrationen unterscheiden sich nicht signifikant, was im Zusammenhang mit dem im Prinzip ähnlichen Blutglukoseverhalten bei Nichtdiabetikern unter körperlicher Belastung zu sehen ist. Bei Nichtdiabetikern kommt es in der Regel durch Muskelarbeit auch zu Blutglukoseabfällen, jedoch immer nur im Rahmen des Referenzbereiches (Berger u. a., 1977; Viehrig, 1977; Woweries u. a., 1977). Pruett und Maehlum (1973) fanden zwischen TypI-Diabetikern im Insulinentzug und Nichtdiabetikern keine Unterschiede in den Belastungs- und Erholungsblutglukosewerten bei jeweils gleicher Belastungsstufe. Taton und Nazar (1977) haben auf die Untersuchung einer Kontrollgruppe aus Nichtdiabetikern verzichtet, so daß ein Vergleich mit den eigenen Ergebnissen in diesem Diskussionspunkt entfallen muß.

5.3.2.2 Lactatkonzentration

Die Belastungs- und Erholungslactatkonzentration bei den verschiedenen Belastungsstufen verhält sich bei der Versuchs- und Kontrollgruppe erwartungsgemäß gleich, da sich beide Gruppen in der körperlichen Leistungsfähigkeit nicht unterscheiden. In der Untersuchung von Pruett und Maehlum (1973) ergaben sich ebenfalls bei allen vier Belastungsstufen vergleichbare Belastungslactatwerte für Diabetiker und Nichtdiabetiker.

Ein Vergleich zwischen der durchschnittlichen Belastungslactatkonzentration der 6. und 30. Belastungsminute ergibt, daß beide Gruppen bis zur höchsten Belastungsstufe im Lactat-Steady-state belastet worden sind. Bei der höchsten Belastungsstufe zeigt sich zwischen der 6min- und 30min-Belastungslactatkonzentration bei beiden Gruppen erstmals ein stärkerer Anstieg, was als Hinweis auf ein allmählich stärker werdendes Zunehmen anaerober Energiegewinnungsprozesse gedeutet werden kann. Die 6min- und 30min-Belastungslactatkonzentration der höchsten Belastungsstufe liegt sowohl für die Versuchs- wie für die Kontrollgruppe dicht bei 4 mmol/l, d. h. bei der aerob-anaeroben Schwelle, die den Übergang zur überwiegend anaerob-lactaziden Energiebereitstellung kennzeichnet (Mader u. a., 1976). Bei diesen Belastungsintensitäten liegen jene Ausdauerleistungen, die über 20–30 min noch im Lactat-steady-State durchgehalten werden können und die optimalsten Trainingswirkungen erzielen (Hollmann u. a., 1986).

Nach Hollmann (1961) nehmen die arteriellen Lactatspiegel mit steigender Belastung in einer gesetzmäßigen exponentiellen Form zu. Für die Versuchsgruppe wird dieses Phänomen in nahezu idealer Weise bestätigt, bei der Kontrollgruppe „stört" nur die durchschnittliche Lactatkonzentration der 1. Belastungsstufe. Diese liegen deshalb etwas höher, weil aus organisatorischen Gründen bei der

Untersuchung der Kontrollgruppe die Bestimmung der PWC_{170} vor der 1. Belastung mit 0.5 Watt/kg KG an einem Untersuchungtag erfolgen mußte. Erwartungsgemäß weist der Friedman-Test die Unterschiede in der Belastungs- und Erholungslactatkonzentration zwischen den Belastungsstufen hochsignifikant nach, und es kommt zu zahlreichen signifikanten Einzelvergleichen.

5.3.3 Zusammenhangshypothesen

Wie schon beim Diabetikersportgruppenexperiment besteht für die Versuchsgruppe des Fahrradergometerexperiments ein statistisch signifikanter, negativer mittlerer Zusammenhang zwischen der relativen PWC_{170} und der Belastungslactatkonzentration einer definierten 3-Stufen-Fahrradergometrie. Für die Kontrollgruppe ist dieser Zusammenhang zwar nicht signifikant, Abb. 28 legt die Existenz einer solchen Korrelation jedoch nahe. Zu beachten ist hier die sehr geringe Fallzahl n=10. Weitere Untersuchungen mit höheren Probandenzahlen müßten zur Klärung dieser Frage durchgeführt werden.

6 Bedeutung der Ergebnisse für die Integration von Sport in die Therapie des TypI-Diabetes

Bei individuell erprobter Anpassung der Insulindosis und Kohlenhydratzufuhr können die blutglukosesenkenden Wirkungen sportlicher Aktivitäten in der Therapie des TypI-Diabetes genutzt werden, um Normoglykämien wiederherzustellen bzw. zu erhalten. Sportliche Betätigungen führen bei optimaler Therapieanpassung zu keiner Störung der Glukosehomöostase, sondern bewirken im Gegenteil durch die Phasen der erhöhten peripheren Insulinsensitivität eine bessere Stoffwechseleinstellung. Dieser Effekt ist insbesondere bei Sport längerer Dauer (über 2 h) gegeben und nachweisbar.

Voraussetzung für die problemlose Integration sportlicher Aktivitäten in die Therapie des TypI-Diabetes ist allerdings, daß jeder Patient individuell gemäß durchzuführender Stoffwechselselbstkontrollen erlernt, welche Hypoglykämieprophylaxen in bezug auf die Dauer und Intensität des Sports, die aktuelle Insulinämie und den Blutglukoseausgangswert notwendig sind, um bewegungsinduzierte Hypoglykämien zu verhindern. Die zusätzlichen Stoffwechselselbstkontrollen (Blutglukosebestimmung vor und nach dem Sport) sollten solange erfolgen, bis die individuelle Reaktionsweise des Organismus auf die Belastung bekannt ist und die Diät und Insulindosis entsprechend den Erfordernissen adäquat abgestimmt werden können.

Die im Rahmen der Dissertation erarbeiteten Anpassungsempfehlungen können hierbei als initiale Richtlinien dienen, die aufgrund individueller oder situativer Unterschiede gemäß den Ergebnissen der Blutglukoseselbstbestimmungen gegebenenfalls modifiziert werden müssen. Bei allen sportlichen Aktivitäten, die im milden bis submaximalen Intensitätsbereich bei ausreichender Insulinämie durchgeführt werden, kann davon ausgegangen werden, daß der zu erwartende Blutglukoseabfall um so stärker ist, je länger und je intensiver die Belastung ist. Nach sportlichen Aktivitäten kurzer Dauer (unter 2 h) sind Zusatz-BE in der Regel nur bei hypoglykämischen Zielblutglukosewerten erforderlich, da sportbedingte, protrahierte Hypoglykämien selten sind. Eine Überprüfung der Blutglukoseentwicklung etwa 2–3 h nach dem Sport ist initial jedoch auf jeden Fall anzuraten.

Bei über den Tag andauernden sportlichen Aktivitäten sind u. U. abendliche Reduktionen des Basal- bzw. Depotinsulins indiziert, um nächtliche Hypoglykämien zu verhindern. Insbesondere Patienten mit endogener Restinsulinproduktion, d. h. bei i. a. kurzer Diabetesdauer bzw. niedriger Tagesinsulindosis, müssen diesem Phänomen Rechnung tragen. Die Notwendigkeit dieser abendlichen Insulindosisabsenkung besteht jedoch keinesfalls für jeden Patienten. Trotzdem sollte sicherheitshalber initial die abendliche Basal- bzw. Depotinsulindosis nach tagsüber andauerndem Sport um 20–30% reduziert werden. Bei einem erhöhten Nüchternblutglukosewert am nächsten Morgen sollte diese Reduktion erst dann rückgängig gemacht werden, wenn durch einen 3 Uhr früh gemessenen Blutglukosewert eine nächtliche Hypoglykämie ausgeschlossen werden kann. Eine über Nacht bestehende Hyperglykämie ist leicht durch eine morgendliche Harnglukosebestimmung nachweisbar.

Bolus- oder Normalinsulinreduktionen vor dem Sport sind nur dann sinnvoll, wenn mit der sportlichen Aktivität spätestens 2 h nach Applikation begonnen wird. Ansonsten muß mit unerwünscht hohen Blutglukoseausgangswerten vor dem Sport gerechnet werden. Zur Wiederherstellung oder zum Erhalten einer Normoglykämie nach dem Sport sind oft mehrere Adaptionsmodifikationen möglich und sinnvoll.

Beispiel: Pentherapie, 18 Uhr BG-Bestimmung, normalerweise 6 I.E. Bolus für 3 BE (18.15 Uhr), ab 19.30 Uhr für 45 min Waldlauf

Fall	18 Uhr	19.30 Uhr	20.30 Uhr
1.	BG 100 mg/dl, 3 I.E. für 3 BE	BG 180 mg/dl, + 1 Zusatz-BE	BG 90 mg/dl
2.	BG 100 mg/dl, 6 I.E. für 3 BE	BG 150 mg/dl, + 2.5 Zusatz-BE	BG 80 mg/dl
3.	BG 200 mg/dl, 6 I.E. für 3 BE (19 Uhr)	BG 200 mg/dl	BG 70 mg/dl, + 1 Zusatz-BE
4.	BG 300 mg/dl, 5 I.E. zur Blutglukosekorrektur (1 I.E. senkt um 30 mg/dl), Abendbrot erst nach dem Sport	BG 220 mg/dl	BG 60 mg/dl, + 1 Zusatz-BE

Eine Bolusreduktion (1. Fall) ist nur empfehlenswert, wenn der Blutglukosewert nicht deutlich über 160 mg/dl beträgt. Anstelle der Bolusreduktion ist auch eine Aufnahme von Zusatz-BE in schnell resorbierbarer Form unmittelbar vor dem Sport möglich (2. Fall). Bei erhöhten Blutglukosewerten (3.Fall) ist es sinnvoller, die übliche Dosis zu injizieren und den Spritz-Eß-Abstand zu verlängern, um einen starken prandialen Blutglukoseanstieg zu verhindern. Durch den Sport wird die Blutglukosekonzentration dann deutlich abgesenkt. Bei Blutglukosewerten über 300 mg/dl liegt in der Regel ein so ausgeprägter Insulinmangel vor, daß besser auf das vorherige Abendbrot verzichtet werden sollte und eine reduzierte Normalinsulinapplikation notwendig ist, damit der Blutglukosespiegel während des Sports überhaupt abfällt (4. Fall).

Im Rahmen des Diabetikersportgruppenexperiments hat sich gezeigt, daß Sport als symptomatische Therapie eingesetzt werden kann, um neuralgische Schmerzen bei einer diabetischen Polyneuropathie zu lindern und Bewegungseinschränkungen, die durch Inaktivität verstärkt werden, günstig zu beeinflussen.

Das Aufbautrainingsprogramm der Waldlaufgruppe befähigte die untrainierten Probanden ausnahmslos zum Erwerb des Laufabzeichens Stufe 1 (15 min Dauerlauf ohne Pause) des Deutschen Leichtathletik-Verbandes, das die Teilnehmer sehr motivierte und als Anreiz gut ankam.

Kegeln reduziert beeindruckend negative und steigert positive Befindlichkeitszustände, erweist sich aber in der Therapie des TypI-Diabetes aufgrund der stoffwechselextensiven, geringen Belastungsintensität und der dadurch nicht möglichen Erzielung gesundheitsfördernder präventiver Trainingseffekte, insbesondere auf das kardiovaskuläre System, als eindeutig benachteiligt gegenüber den Ausdauersportarten.

Da die Weiterführung der sportlichen Aktivitäten in Eigeninitiative im Rahmen der Therapie des TypI-Diabetes als langfristiges Ziel angesehen wird, wurden nach dem Diabetikersportgruppenexperiment diesbezüglich verschiedene Anregungen gegeben. Seit Mitte 1987 trifft sich die Waldlaufgruppe (n=8–12) regelmäßig 1- bis 2mal pro Woche zum Laufen. In den Wintermonaten kann ein Lauftraining in der Berliner Rudolf-Harbig-Halle auf einem 200m-Laufring durchgeführt werden. Die Teilnehmer laufen inzwischen 5 km in knapp 30 min. Ausgesprochener Beliebtheit erfreuen sich die Radreisen. Anfang September 89 wird eine einwöchige Fahrradreise durch Holland durchgeführt, Ende August 90 ist eine zweiwöchige Fahrradreise von Wien aus zum Plattensee bis nach Budapest geplant. Die Teilnehmer treffen sich in den Frühlings- und Sommermonaten vor den Radreisen regelmäßig zu Trainingstouren in Berliner Wald- und Parkgebieten. In der Schwimmgruppe konnte eine Vereinsmitgliedschaft in der „Senioren"-Gruppe des SC Poseidon vermittelt werden. Schwimmvereine sind zwar in der Regel leistungssportorientiert, manche bieten jedoch auch Freizeitsportangebote an. Die Möglichkeit zu Schwimmsport insbesondere in den Schlechtwettermonaten nehmen einige Teilnehmer des Diabetikersportgruppenexperiments zumindest sporadisch wahr. Die Interessentenzahl am Kegeln wuchs zum Abschluß des Diabetikersportgruppenexperiments Ende 87 auf 12–15 an, so daß Anfang 88 die Einrichtung einer Kegelsportgruppe, die sich alle 14 Tage für 2–3 h trifft, im Rahmen der Freizeitaktivitäten des Deutschen Diabetiker-Bundes initiiert werden konnte. Die Etablierung der gut besuchten Kegeltreffs spricht für den hohen sozialintegrativen Wert des Kegelns als Freizeitsportart.

Zur Frage, was getan werden kann, damit TypI-Diabetiker regelmäßig Sport treiben und ihre Einstellung zu sportlicher Aktivität positiv ändern, werden in der Literatur verschiedene Aspekte genannt:

1. Das natürlich vorhandene Interesse an körperlicher Betätigung muß genutzt und entwickelt werden. Der Arzt muß zu gesundheitsfördernder, alters- und eignungsgemäßer sportlicher Aktivität anleiten und über Vorurteile oder negative Erfahrungen (Stoffwechselkomplikationen) mit dem Patienten diskutieren, um eine eventuell negative Einstellung dem Sport gegenüber abzubauen (Sundqvist, 1980).

2. Sportliche Aktivitäten dürfen nicht verordnet werden, wie etwa ein Fahrrader-gometertraining zu Hause. Sport, der Spaß macht, das Wohlbefinden steigert und die Möglichkeit zu sozialen Kontakten bietet, wird mit größerer Wahr-scheinlichkeit regelmäßig durchgeführt. Die meisten Patienten wissen, daß sportliche Betätigungen gesund sind. Viele Patienten meinen allerdings, es sei leicht, eine positive Einstellung zu sportlicher Aktivität zu haben, aber eine gänzlich andere Sache, wirklich regelmäßig Sport zu treiben. Positive Verstär-kung und Unterstützung, Anregungen und Informationen sind notwendige Voraussetzungen für ein langfristig sportives Verhalten (Ludvigsson u. a., 1980).

3. Schon im frühen Alter sollte das Interesse an sportlicher Aktivität geweckt werden, da sich sportlich aktive Kinder und Jugendliche später mit größerer Wahrscheinlichkeit ebenfalls sportiver verhalten. Ein größeres Angebot an Freizeit- und Breitensportmöglichkeiten mit attraktiven Sportarten ist speziell für Untrainierte zu fordern (Engström, 1980).

Miethling (1988, 70) empfiehlt die Einrichtung und Integration von Diabetiker-sportgruppen in das Breitensportprogramm. Ein Diabetikersportgruppenange-bot bietet – das haben die Erfahrungen mit dem Diabetikersportgruppenexperi-ment gezeigt – durch das gemeinsame Sporttreiben in einer Gruppe mit ebenso Betroffenen Sicherheit in der Stoffwechselführung und die Möglichkeit zu einem umfangreichen Erfahrungsaustausch.

Im Endeffekt hängen aber alle Bemühungen, eine sportliche Aktivität als einen Teil des Lebensstils zu begreifen und regelmäßig durchzuführen, im wesentlichen davon ab, inwiefern es gelingt, die Betroffenen intrinsisch zu sportlicher Betätigung zu motivieren. Die genannten Aspekte können dazu unterstützend dienen und sollten bei Ärzten, Sportlehrern und Betreuern von TypI-Diabetikern mehr Beachtung finden.

7 Zusammenfassung

Zentrales Thema der Dissertation ist die therapieform- und sportartspezifische Analyse der Adaptionsmaßnahmen der Therapie des TypI-Diabetes bei sportlichen Aktivitäten durch praxisorientierte Untersuchungen. Zur Verhinderung bewegungsinduzierter Hypoglykämien müssen zusätzliche Kohlenhydrate aufgenommen werden bzw. die Insulindosis muß reduziert werden.

In einem Diabetikersportgruppenexperiment (n=50) wurden für die Ausdauersportarten Laufen, Schwimmen und Radfahren sowie für Kegeln Tabellen über die Menge an Zusatz-BE erarbeitet, die in Abhängigkeit von der aktuellen Insulinämie und dem Blutglukoseausgangswert vorher aufgenommen werden müssen, um Hypoglykämien während des Sports zu verhindern. Beim Laufen und Schwimmen sind pro 45 min sportlicher Aktivität submaximaler Belastungsintensität (HF 130–160 Schläge/min) bei verstärkter Insulinämie und Blutglukoseausgangswerten unter 80 mg/dl 3–4 BE zusätzlich erforderlich, bei Werten zwischen 80 und 150 mg/dl 1.5–3 BE. Liegt eine normale bis geringe Insulinämie vor, sind 0.5–1 BE weniger ausreichend. Beim Radfahren (HF 110–130 Schläge/min) reichen unabhängig von der Insulinämie die Hälfte an Zusatz-BE aus. Die Ergebnisse deuten darauf hin, daß insbesondere bei hypoglykämischen Blutglukoseausgangswerten gegenüber den bislang in der Literatur angegebenen Ratschlägen über Zusatz-BE vor sportlicher Aktivität deutlich mehr empfohlen werden muß. Die mittlere Blutglukosekonzentration sank bei hyperglykämischen Ausgangsblutglukosewerten ohne weitere Therapieanpassungsmaßnahmen bezogen auf eine Bewegungsdauer von etwa 45 min beim Waldlauf um 87 mg/dl, beim Schwimmen um 101 mg/dl und beim Radfahren um 46 mg/dl. Das Kegeln (HF unter 100 Schläge/min) senkte die Blutglukosekonzentration im Vergleich dazu nur um durchschnittlich 16 mg/dl, wobei keine Therapieanpassung erforderlich ist.

Die Sportgruppenteilnehmer können durch die vorgenommenen Therapieadaptionen unabhängig von der Therapieform durchschnittlich erreichen, daß die Blutglukosewerte nach dem Sport im nahenormoglykämischen Bereich liegen, d. h. im Schnitt wird die aktuelle Blutglukosekonzentration verbessert oder kann in akzeptablen Blutglukosebereichen erhalten werden. Die Teilnehmer trauen sich die Berücksichtigung der Stoffwechselauswirkungen sportlicher Aktivitäten selbst zu. Die vorher im Mittel vorliegende gute bis sehr gute Langzeitstoffwechseleinstellung (gemessen am HbA_1) blieb während der Sportprogramme unverändert.

Von den leistungsphysiologischen Parametern (relative PWC_{170}, Ruheherzfrequenz, Vitalkapazität, forciertes Expirationsvolumen und Lactat) konnten aufgrund der zu niedrigen Trainingsquantität nur die Erholungslactatkonzentration einer definierten 3-Stufen-Fahrradergometrie der Ausdauersportgruppen, die Belastungslactatkonzentration der Fahrradgruppe und die relative PWC_{170} der Waldlaufgruppe signifikant verbessert werden.

Die mit den ATPA-D-Skalen von Singer u. a. (1980) erfaßten Subdimensionen zur Einstellung zum Sport erweisen sich als relativ stabil gegenüber den Einflüssen der Sportprogramme. Lediglich für die Waldlaufgruppe und dort auch nur auf der Subskala „Soziale Erfahrung" konnte ein signifikanter Anstieg der Einstellungswerte nachgewiesen werden. Sportliche Aktivitäten als Mittel der Erhaltung bzw. Verbesserung von Gesundheit und Fitness und als Medium für soziale Kontakte spielen für TypI-Diabetiker eine größere Rolle als Sport zum Erfahren von Enthaltsamkeit und Selbstdisziplin sowie zum Erleben von Wagnis und Gefahr.

Mit der Eigenschaftswörterliste von Abele und Brehm (1984) konnte eindrucksvoll gezeigt werden, daß sich durch die sportlichen Aktivitäten des Sportgruppenexperiments positive Befindlichkeitszustände steigern und negative reduzieren lassen. Als sportunspezifisch erweist sich lediglich der Anstieg der Werte auf der Befindlichkeitsskala „Gehobene Stimmung".

Zur Evaluation der Therapieadaption an langandauernde sportliche Aktivitäten wurden zwei Fahrradreisen (n=18, Tageskilometerdurchschnitt: 55 km in 5 h) durchgeführt. Die durchschnittliche, individuelle Insulineinsparung betrug unter Berücksichtigung der vermehrt aufgenommenen Kohlenhydrate 30%. Bolusgaben wurden im Mittel um 50% reduziert, morgendliche Basalinsulindosen um 40%, abendliche um 0–30%. Drastische Insulindosisreduktionen über 50% waren trotz der für Freizeitsportler beachtlichen Leistung nicht angemessen. Die Insulinsensitivität wurde während beider Radreisen signifikant verbessert. Die mittlere Blutglukosekonzentration lag während der Fahrradreise für die Teilnehmer der ersten Reise bei 130 mg/dl, für die der zweiten bei 125 mg/dl; beide Durchschnittswerte sind als ausgezeichnet zu bewerten.

Um den Einfluß der Belastungsintensität auf den Blutglukoseabfall und die Entwicklung der Erholungsblutglukosekonzentration zu analysieren, sind TypI-Diabetiker (n=15) und Stoffwechselgesunde (n=10) in einem Fahrradergometerexperiment untersucht worden. Bei den Diabetikern wurden mit der Belastungsintensität linear steigende Blutglukoseabfälle festgestellt. Für milde bis submaximale (bis 90% der maximalen Leistungsfähigkeit) Belastungen kann deshalb davon ausgegangen werden, daß der bei ausreichender Insulinämie zu erwartende Blutglukoseabfall um so stärker ausfällt, je intensiver die körperliche Belastung während des Sports ist. In der Erholungsphase kam es über alle Belastungsstufen bei den Diabetikern und Nichtdiabetikern im Durchschnitt zu Blutglukoseanstiegen. In Übereinstimmung damit nahmen die Teilnehmer des Diabetikersportgruppenexperiments Zusatz-BE nach dem Sport nur bei hypoglykämischen Zielblutglukosewerten auf. Protrahierte, sportbedingte Hypoglykämien sind nach sportlicher Betätigung kurzer Dauer (unter 2 h) selten; die Blutglukoseentwicklung sollte allerdings initial 2–3 h nach dem Sport beobachtet werden.

Bei optimaler Anpassung der Insulinbehandlung und Diät können die blutglukosesenkenden Effekte sportlicher Aktivitäten in der Therapie des TypI-

Diabetes genutzt werden, um Normoglykämien wiederherzustellen und zu erhalten. Durch Ausdauersport, der regelmäßig mit einer genügenden Trainingsquantität (2- bis 3mal wöchentlich etwa 30 min lang mit einer HF von 170–180 Schlägen/min minus Lebensalter) durchgeführt wird, resultieren zudem präventive Trainingseffekte auf das kardiovaskuläre System, die als Primärprophylaxe vor den diabetischen Sekundärkomplikationen Bedeutung haben. Die Integration von Sport, insbesondere von Ausdauersport, in die Therapie des TypI-Diabetes zur Unterstützung der Therapieziele ist deshalb zu Recht ein Grundpfeiler der Langzeitbehandlung.

8 Literatur

Abele, A., W. Brehm: Befindlichkeits-Veränderungen im Sport. Hypothesen, Modellbildung und empirische Befunde. Sportwissenschaft 14, Heft 3 (1984), 252

Abele-Brehm, A., W. Brehm: Zur Konzeptualisierung und Messung von Befindlichkeit. Diagnostica 32, Heft 3 (1986), 209

Bauer, F.: Datenanalyse mit SPSS. Springer-Verlag Berlin Heidelberg New York Tokyo 1986

Beischer, W., E.F. Pfeiffer: Prognose des Diabetes mellitus. Fortschr. Med. 103, Nr.19 (1985), 501

Berger, M.: Muskelarbeit bei TypI-Diabetes. Diabetes im Bild, Bd.21, Reihe der Firma Hoechst AG Frankfurt/Main 1985

Berger, M.: Exercise as a therapy in diabetic and cardiac patients. In: Saltin, B.(ed.): Biochemistry of exercise, vol.VI. Champaign: Human kinetics (International series of sports medicine, vol. 16) 1986, 311

Berger, M.: TypI-Diabetes und Sport. Deutsche Zeitschrift für Sportmedizin 39 (1988), 272

Berger, M., P. Berchtold, H.J. Cüppers, H. Drost, H.K. Kley, W.A. Müller, W. Wiegelmann, H. Zimmermann-Telschow, F.A. Gries, H.L. Krüskemper, H. Zimmermann: Metabolic and hormonal effects of muscular exercise in juvenile type diabetics. Diabetologia 13 (1977), 355

Berger, M., P. Berchtold, F.A. Gries, H. Zimmermann: Die Bedeutung von Muskelarbeit und -training für die Therapie des Diabetes mellitus. Deutsche med. Wochenschrift 103 (1978), 439

Berger, M., P.A. Halban, J.P. Assal, R.E. Offord, M. Vranic, A.E. Renold: Pharmacokinetics of subcutaneously injected tritiated insulin: effects of exercise. In: Vranic, M., J. Wahren, S. Horvath (ed.): Proceedings of a conference on diabetes and exercise. Diabetes, Suppl. 1, 28 (1979), 53

Berger, M., E. Chantelau, H.J. Cüppers, G. Gösseringer, V. Jörgens, G. Sonnenberg, K. Wasser: Sport und Diabetes mellitus. Diabetes-Journal 32 (1982), 126

Berger, M., P. Lefèbvre: Is exercise beneficial to patients with type I diabetes? Transcript of a controversy debate. In: Berger, M., P. Christacopoulos, J. Wahren: Diabetes and Exercise. Hans Huber Publishers Bern Stuttgart Vienna 1982, 101

Bergis, K. u.a.: Zucker zum Abarbeiten – Diabetes und Sport. Diabetes-Journal 36 (1987), 34

Bieger, W.: Diabetes mellitus. In: Goßner, E.(Hg.): Krankheit und Sport. Georg Thieme Verlag Stuttgart New York 1983, 114

Biegerl, H.-D.: Diabetes und Sport. Untersuchungen an juvenilen insulinpflichtigen Diabetikern vor, während und nach einem einjährigen Sportprogramm. Univ. Diss. Münster (Westf.) 1984

Bielefeld, J.: Einstellung zum Sport. Verlag Karl Hofmann Schorndorf 1981

Böhmer, K., R. Renner, K. Piwernetz, G.v. Welser, K.D. Hepp, W. Hofmann, R. Landgraf: Metabolische und hormonale Änderungen unter intermittierender isometrischer und dynamischer Muskelarbeit bei TypI-Diabetikern. Akt. Endokr. Stoffw., Sonderdr. zur 23. Jahrestagung der Dt. Diabetes-Gesellschaft, Band 9 (1988), 121

Bortz, J.: Lehrbuch der empirischen Forschung: für Sozialwissenschaftler. Springer-Verlag Berlin Heidelberg New York Tokyo 1984

Bottermann, P.: Was man unter der Fructosamin-Bestimmung versteht. Diabetes-Journal 38 (1989), 11

Breuer-Schüder, R.: Sport-Ratgeber für Diabetiker. Sportinform Verlag GmbH Franz Wöllzenmüller Oberhaching 1988

Campbell, D.T., J.C. Stanley: Experimental and quasi-experimental designs for research on teaching (übersetzt von E. Schwarz). In: Ingenkamp, K. (Hg.): Handbuch der Unterrichtsforschung, Teil I. Verlag Julius Beltz Weinheim Berlin Basel 1970, 445

Chazan, B.I., M.C. Balodimos, J.R. Ryan, A. Marble: Twenty-five to forty-five years of diabetes with and without vascular complications. Diabetologia 6 (1970), 565

Constam, G.R.: Qualität der Einstellung und Anzahl der Komplikationen bei 400 Diabetikern nach 20jähriger Dauer der Krankheit. Ärztl. Praxis 27 (1975), 21

Cüppers, H.-J.: Sport und Diabetes. Diabetes Sprechstunde 3, Heft 3 (1987), 3

Dahl-Jörgensen, K., H.D. Meen, K.F. Hanssen, Ö. Aagenees: The effect of exercise on diabetic control and hemoglobin A1 (HbA1) in children. Acta Paediatry Scand, Suppl. 283 (1980), 53

Daikeler, R., G. Manzl: Basis/Bolus-Insulinkonzept bei sportlicher Aktivität. Diabetes Sprechstunde 3, Heft 3 (1987), 8

Didjurgeit, U., I. Mühlhauser, P. Sawicki, V. Jörgens, M. Berger: Behandlungs- und Schulungsprogramm für Patienten mit Hypertonie. Diabetes-Journal 38 (1989), 56

Diehl, J.M.: Varianzanalyse. Fachbuchhandlung für Psychologie, Verlagsabteilung Frankfurt am Main 1983

Dienerowitz, K.: Diabetikersportgruppe, Zielsetzung, Auswahl der Übungen und abprüfbare Parameter der Konditionsverbesserung. Univ. Diss. Heidelberg 1982

Dienerowitz, K.: Diabetes mellitus und Sport. Insuliner-Verlag Marburg/Lahn 1986

Dienerowitz, K.: Diabetikersportgruppe. Diabetes Sprechstunde 3, Heft 3 (1987), 12

Dieterle, P.: Verhalten von Insulin unter körperlicher Arbeit. In: Jahnke, Mehnert, Reis (Hg.) 1977, 123

Dietze, G., E. Standl, M. Wicklmayr: Muskelarbeit und Sport. In: Mehnert, H., K. Schöffling (Hg.): Diabetologie in Klinik und Praxis. Georg Thieme Verlag Stuttgart New York 1984, 287–306

Dotson, C.O., W.J. Stanley: Values of physical activity perceived by male university students. Research Quarterly 43 (1972), 148

Drost, H., F.P. Geier, F.A. Gries: Einfluß von zweimaliger Ergometerbelastung auf das Verhalten von Parametern des Kohlenhydrat- und Fettstoffwechsels bei juvenilen Diabetikern und Stoffwechselgesunden. In: Jahnke, Mehnert, Reis (Hg.) 1977, 213

Engström, L.-M.: Physical activity of children and youth. Acta Paediatry Scand, Suppl. 283 (1980), 101

Frank, M.: Sport im Urlaub. Diabetes Sprechstunde 3, Heft 3 (1987), 10

Frehner, H.U., E.R. Froesch: Diabetes. Georg Thieme Verlag Stuttgart New York 1984

Friedrichs, J.: Methoden empirischer Sozialforschung. Westdeutscher Verlag GmbH Opladen 1985

Geissler, W., B. Jakober, R.-M. Schmülling, M. Eggstein: Glucose als orale Hypoglykämieprophylaxe bei der körperlichen Belastung vom TypI-Diabetikern. Akt. Endokr. Stoffw., Sonderdruck zur 23. Jahrestagung der Dt. Diabetes-Gesellschaft, Band 9 (1988), 116

Gutsche, H.: Diagnose Diabetes. In: Robbers, Sauer, Willms (Hg.) 1981, 31

Hartig, M.: Probleme und Methoden der Psychotherapieforschung. Urban & Schwarzenberg München Berlin Wien 1975

Hauner, H.: Sport treiben als Diabetiker. Diabetes-Journal 35 (1986), 498

Hauner, H.: Anforderungen an eine intensivierte Insulintherapie. Diabetes-Journal 37 (1988), 376

Hollmann, W.: Zur Frage der Dauerleistungsfähigkeit. Fortschr. Med. 79 (1961), 439

Hollmann, W., A. Mader, H. Liesen, H. Heck, R. Rost: Die aerobe Leistungsfähigkeit – Aspekte von Gesundheit und Sport. Spektrum der Wissenschaft Heft 8 (1986), 48

Holm, K. (Hg.): Die Befragung 1. Francke Verlag Tübingen 1986

Howorka, K.: Funktionelle, nahenormoglykämische Insulinsubstitution. Springer-Verlag Berlin Heidelberg New York London Paris Tokyo 1987

Hürter, P.: Diabetes bei Kindern und Jugendlichen. Springer-Verlag Berlin Heidelberg New York 1982

Jahnke, K., H. Mehnert, H.E. Reis (Hg.): Muskelstoffwechsel, körperliche Leistungsfähigkeit und Diabetes mellitus. F.K. Schattauer Verlag Stuttgart New York 1977

Joslin, E.P., H.F. Root, P. White, A. Marble: The treatment of diabetes mellitus. 5th ed. Lea & Febiger, Philadelphia 1935, 299

Kemmer, F.W.: Exercise induced fall of blood glucose in insulintreated diabetics unrelated to alteration of insulin mobilisation. Diabetes 28 (1979), 1131

Kemmer, F.W.: Was ein Diabetiker beim Sport alles beachten muß. Diabetes-Journal 34 (1984), 51

Kemmer, F.W.: Diabetes und Sport ohne Probleme. Kirchheim-Verlag Mainz 1986

Kemmer, F.W.: Körperliche Aktivität: Ja/Nein? Diabetes Sprechstunde 3, Heft 3 (1987), 4

Kemmer, F.W., M. Berger: Exercise and diabetes mellitus: physical activity as a part of life and its role in the treatment of diabetic patients. Int. J. Sports Med. 4 (1983), 77

Kemmer, F.W., M. Berger: Therapy and better quality of life: the dichotomous role of exercise in diabetes mellitus. Diabetes/Metabolism Reviews 2 (1986), 53

Kleinschnittger, J.: „Pen-Bruder" auf Radtour. Diabetes-Journal 36 (1987), 306

Knick, B., J. Knick: Diabetologie. Verlag W. Kohlhammer Stuttgart Berlin Köln Mainz, 1985

Koivisto, V.: Variations in glycemic control and insulin absorption rates from different injection sites in diabetic subjects. Diabetes 28 (1979), 355

Kroll, M.: Besonderheiten der Diabetesbehandlung im Kindesalter. In: Rabast, U., M.-L. Götz: Klinik und Therapie des Diabetes mellitus. Verlag Hygieneplan GmbH 1986, 105

Kurow, G.: Ambulante Diabetikerversorgung. In: Robbers, Sauer, Willms (Hg.) 1981, 281

Lampe, L.: Diabetes und Gefäße. Herz Sport & Gesundheit 6, Heft 1 (1989), 44

Landt, K.W., B.N. Campaigne, F.W. James, M.A. Sperling: Effects of exercise training on insulin sensitivity in adolescents with type I diabetes. Diabetes Care 8 (1985), 461

Larsson, Y.: Physical exercise and juvenile diabetes. – Summary and conclusions. Acta Paediatry Scand, Suppl. 283 (1980), 120

Laube, H.: Hat sich die Bestimmung von HbA_1 in der Diabeteskontrolle bewährt? Deutsche med. Wochenschrift 110 (1985), 823

Lienert, G.A.: Testaufbau und Testanalyse. Verlag Julius Beltz Weinheim Berlin Basel 1969

Likert, R.A.: A technique for the measurement of attitudes. In: Arch. of Psychol. 22 (1932) 44

Löllgen, H., H.-V. Ulmer: Ergometrie – Empfehlungen zur Durchführung und Bewertung ergometrischer Untersuchungen. Klin. Wochenschr. 63 (1985), 651

Lübs, E.D.: Chronische Erkrankungen und Sport – ein Beitrag zur Patientenberatung. In: Lübs, E.D.(Hg.): Chronische Erkrankungen und Sport. perimed Fachbuch-VerlagsgmbH Erlangen 1983, 9

Ludvigsson, J.: Physical exercise in relation to degree of metabolic control in juvenile diabetics. Acta Paediatry Scand, Suppl. 283 (1980), 45

Ludvigsson, J., Y. Larsson, P.G. Svensson: Attitudes towards physical exercise in juvenile diabetics. Acta Paediatry Scand, Suppl. 283 (1980), 106

Mader, A., H. Liesen, H. Heck, A. Philippi, R. Rost, P. Schürch, W. Hollmann: Zur Beurteilung der sportartspezifischen Ausdauerleistungsfähigkeit im Labor. Sportarzt u. Sportmedizin (1976) Heft 4, 80 und Heft 5, 109

Maidorn, K.: Die körperliche Leistungsfähigkeit bei erwachsenen Diabetikern. In: Jahnke, Mehnert, Reis (Hg.) 1977, 295

Mellerowicz, H.: Präventive Trainingswirkungen. In: Mellerowicz, H., I.-W. Franz (Hg.): Training als Mittel der präventiven Medizin. perimed Fachbuch-VerlagsgmbH Erlangen 1981, 9

Mellerowicz, H., W. Meller: Training. Springer-Verlag Berlin Heidelberg New York 1980

Miethling, W.-D. (Verf.): Sport mit Diabetikern. Eine Modellmaßnahme des Kultusministers des Landes Nordrhein-Westfalen. Verlagsgesellschaft Ritterbach mbH Frechen 1988

Mikines, K.J., B. Sonne, P.A. Farrell, B. Tronier, H. Galbo: Effect of physical exercise on sensitivity and responsiveness to insulin in humans. Am. J. Physiol. 254 (Endocrinol. Metab. 17) 1988, E248

Mitchell, T.H., G. Abraham, A. Shiffrin, L.A. Leiter,E.B. Marliss: Hyperglycaemia after intensive exercise in IDDM subjects during continuous subcutaneous insulin infusion. Diabetes Care 11 (1988), 311

Mondenard, J.P.: Les Entretiens de Bichat, Paris 1977. In: Praxis-Kurier 43 (1977), 4

Nathan, D.M., D.E. Singer et al.: The clinical information value of the glycosylated hemoglobin assy. N. Eng. J. Med. 310 (1984), 341

Pfohl, M., R.-M. Schmülling, M. Radjaipour, I. Kirbach, J. Wittmann, G. Schauder, M. Eggstein: Nächtlicher Blutzuckerverlauf von TypI-Diabetikern nach abendlicher Ausdauerbelastung. Akt. Endokr. Stoffw., Sonderdruck zur 23. Jahrestagung der Dt. Diabetes-Gesellschaft, Band 9 (1988), 116

Pirart, J., J.P. Lauvaux, C. Eisendraht: Diabetic retinopathy, nephropathy and neuropathy. Relation to duration and control, a statistical study in 4400 diabetics. Diabetologia 11 (1975), 370

Pruett, E.D.R.: Glucose and insulin during prolonged work stress in man living on different diets. J. appl. Physiol. 28 (1970), 199

Pruett, E.D.R., S. Maehlum: Muscular exercise and metabolism in male juvenile diabetics. I: Energy metabolism during exercise. Scand. J. clin. Lab. Invest. 32 (1973), 139

Renner, R.: Störfaktor Dämmerungsphänomen. Diabetes-Journal 35 (1986), 506

Renner, R.: Diabetes mellitus und Sport. Vortrag zur Fortbildungsveranstaltung des Deutschen Sportärztebundes am 18.11.1988 in Berlin

Renner, R., B. Ruhland: Anpassung der Insulindosis und Diät bei sportlich aktiven Diabetikern. Diabetes-Journal 36(1987), 488

Robbers, H., H. Sauer, B. Willms (Hg.): Praktische Diabetologie. München-Gräfelfing Werk-Verlag Dr. E. Banaschewski, 1981

Sauer, H.: Muskeltätigkeit als therapeutisch-prophylaktisches Prinzip beim Diabetes mellitus. In: Jahnke, Mehnert, Reis (Hg.) 1977, 237

Sauer, H.: Insulintherapie. In: Robbers, Sauer, Willms (Hg.) 1981, 92

Schmidt, H.D., E.J. Brunner, A. Schmidt-Mummendey: Soziale Einstellungen. München 1975

Schüler, K.-P., F. Schneider, C. Clausnitzer: Wirkungen des körperlichen Trainings auf das Stoffwechsel- und endokrine System. Medizin und Sport XIV, H.4/5/6 (1974), 117

Siegel, S.: Nichtparametrische statistische Methoden. Fachbuchhandlung für Psychologie, Verlagsabteilung Eschborn bei Frankfurt am Main 1985

Singer, R.: a) Einstellung und Einstellungsmessung, 135. b) Befragung, 97. In: Singer, Willimczik (Hg.) 1985

Singer, R., H. Eberspächer, K. Bös, H.-J. Rehs: Die ATPA-D-Skalen. Limpert Verlag Bad Homburg 1980

Singer, R., K. Willimczik (Hg.): Grundkurs Datenerhebung 2. Verlag Ingrid Czwalina Ahrensburg bei Hamburg 1985

Standl, E.: Zum Thema Sport. Diabetes-Journal 37 (1988), 225

Sundqvist, G.: Creating an interest in exercise. Acta Paediatry Scand, Suppl. 283 (1980), 112

Taton, J., K. Nazar: Exercise tolerance in insulin treated juvenile diabetics. In: Jahnke, Mehnert, Reis (Hg.) 1977, 259

Tchobroutsky, G.: Relation of diabetic control to development of microvascular complications. Diabetologia 15 (1978), 143

Viehrig, G: Vergleichende ergometrische Untersuchungen bei Fußkurbelarbeit im Sitzen über 75 Watt 1 Stunde lang an Diabetikern und Nichtdiabetikern. Inaugural-Dissertation der FU Berlin 1977

Wallberg-Henriksson, H., R. Gunnarsson, J. Henriksson,R. Defronzo, P. Felig, J. Östman, J. Wahren: Increased peripheral insulin sensitivity and muscle mitochondrial enzymes but unchanged blood glucose control in type I diabetics after physical training. Diabetes 31 (1982), 1044

Wallberg-Henriksson, H., R. Gunnarsson, S. Rössner, J. Wahren: Long-term physical training in female type I (insulin dependent) diabetic patients: absense of significant effect on glycaemic control and lipoprotein levels. Diabetologia 29 (1986), 53

Walter, H.: Probleme des Sports beim erwachsenen Diabetiker aus der Sicht des Arztes. Vortrag beim 4. Charlottenburger Diabetestag am 1.10.1988 in Berlin

Warwitz, S.: Das sportwissenschaftliche Experiment. Schriftenreihe Bd. 102, Verlag Karl Hofmann Schorndorf 1976

Wedemeyer, H.J.: Ärztliche Ratschläge an Diabetiker hinsichtlich sportlicher Aktivitäten. Diabetespraxis 10 (1986), 2

Weicker, H., A. Wirth, M. Spiel: Einfluß eines einjährigen Übungsprogramms auf die Kondition und den Stoffwechsel von jugendlichen insulinpflichtigen Diabetikern. In: Jahnke, Mehnert, Reis (Hg.) 1977, 281

Weiss, C.H.: Evaluierungsforschung. Westdeutscher Verlag GmbH Opladen 1974

Willimczik, K., R. Singer: Einführung in die Versuchsplanung. In: Singer, Willimczik (Hg.) 1985, 9

Willms, B.: Diabetische Kardiopathie. In: Robbers, Sauer, Willms (Hg.) 1981, 251

Winkler, G.: Körperliche Aktivitäten im Alltag des Diabetikers. Diabetes-Journal 36 (1986), 384

Woweries, J., U. Oberdisse, B. Weber: Ausdauertraining von juvenilen Diabetikern. In: Jahnke, Mehnert, Reis (Hg.) 1977, 275

Yki-Järvinen, H., R.A. Defronzo, V.A. Koivisto: Normalisation of insulin sensitivity in type I diabetic subjects by physical training during insulin pump therapy. Diabetes Care 7 (1984), 520

Zinman, B., S. Zuniga-Guajardo, D. Kelly: Comparison of the acute and long-term effects of exercise on glucose control in type I diabetes. Diabetes Care 7 (1984), 515

9 Anhang

9.1 Verzeichnis der Abkürzungen

BE	(Broteinheit) Kohlenhydratmengeneinheit (12 g Glukose entspricht 1 BE)
BG	Blutglukosekonzentration
Chi^2	statistische Prüfgröße
FEV1	Forciertes Expirationsvolumen innerhalb der 1 Sekunde
h	Stunde(n)
HbA$_1$	Anteil des glykolysierten Hämoglobins am Gesamthämoglobin
HbA$_{1c}$	Anteil des mit Glukose glykolysierten Hämoglobins am Gesamthämoglobin
HF	Herzfrequenz
HPLC	(High Performance Liquid Chromatography) Bestimmungsmethode für das HbA$_1$/HbA$_{1c}$
H$_U$(0)	Nullhypothese bezüglich eines Unterschiedes
H$_U$(1)	Alternativhypothese bezüglich eines Unterschiedes
H$_V$(1)	Alternativhypothese bezüglich einer Veränderung
H$_Z$(1)	Alternativhypothese bezüglich eines Zusammenhangs
I.E.	(Internationale Einheit) Insulinmengeneinheit (0.0455 mg kristallisiertes Insulin entspricht 1 I.E.)
k	Anzahl der Stichproben
K	Kenngröße zur Insulinsensitivität
kg	Kilogramm
KG	Körpergewicht
KH	Kohlenhydrat(e)
KT	konventionelle Therapie (2–3 Insulininjektionen pro die, keine getrennte Applikation von prandialem und basalem Insulin)
L	Lactatkonzentration
m	Anzahl der männlichen Teilnehmer
MBG	mittlere Blutglukosekonzentration (arithmetisches Mittel aus Blutglukosetagesmittelwerten)
mg/dl	Milligramm pro 100 Milliliter
min	Minute(n)
(min,max)	Variationsintervall
mm Hg	Millimeter Quecksilber
mmol/l	Millimol pro Liter
n	Stichprobenumfang
n.s.	nicht signifikant
p	Irrtumswahrscheinlichkeit
P	Blutdruck
Pen	Injektionshilfe für die Applikation des prandialen Insulins, Therapieform nach dem Basis-Bolus-Konzept

Pumpe	automatisches Insulin-Infusionsgerät	s.	signifikant
		sec	Sekunde(n)
PWC_{170}	(Pulse Working Capacity) Fahrradergometerleistung	SEM	Standardfehler des Mittelwertes
	in Watt bei einer Herzfrequenz von 170 Schlägen/min	VC	Vitalkapazität
		w	Anzahl der weiblichen Teilnehmer
Q	Adaptionsquotient, Kenngröße zur individuellen Insulineinsparung unter Berücksichtigung der aufgenommenen Kohlenhydrate	$\bar{x}$	arithmetisches Mittel der Einzelmeßwerte
		z	statistische Prüfgröße

9.2 Schulungsskript

Den in diesem Kapitel wiedergegebenen Schulungstext haben alle Teilnehmer des Diabetikersportgruppenexperiments mit Ausnahme der Probanden der Kontrollgruppe als Skript zum Schulungsprogramm erhalten. Für die Selbstlektüre als Schulungsheft ist das Skript noch überarbeitungsbedürftig, da Abschnitte, auf die während der Schulung ausführlicher eingegangen werden konnte, hier zum Teil relativ knapp dargestellt sind.

Skript der Schulung „Sport und Diabetes mellitus"

I Einleitung

Der Tagesablauf unserer Zeit ist häufig durch einen Mangel an Bewegung gekennzeichnet. Bewegungsmangelkrankheiten wie Haltungsschäden, Bluthochdruck, Kreislaufstörungen, Arterienverkalkungen und Herzinfarkt treten übermäßig auf und vermindern die Leistungsfähigkeit und Lebenserwartung. Sport ist das beste Mittel, dem vorzubeugen! Durch sportliche Aktivitäten werden außerdem das Selbstbewußtsein, das körperliche Wohlbefinden und damit die Leistungsbereitschaft gesteigert. Deshalb sollte sich jeder in seiner Freizeit vermehrt sportlich aktiv betätigen.

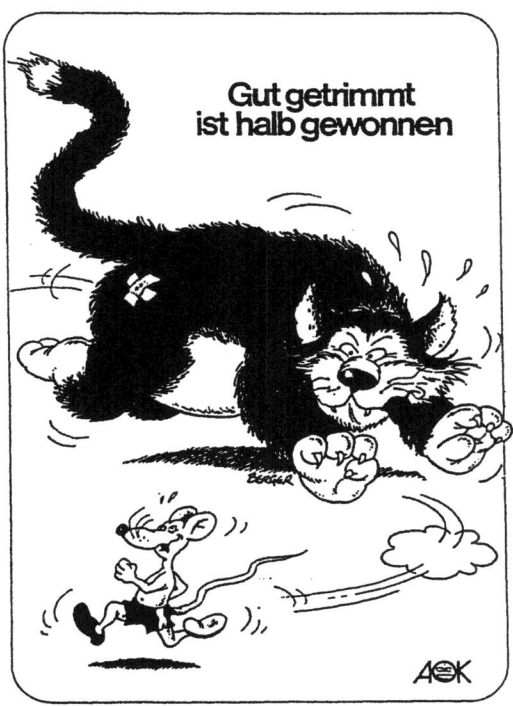

II Bedeutung des Sports in der Behandlung des Diabetes mellitus

Schon 1935 zählte Joslin die körperliche Aktivität zu den Grundpfeilern der Diabetesbehandlung. Der insulinpflichtige Diabetiker muß beachten, daß es bei ausreichender Insulinversorgung durch Sport zu einer sofortigen und langfristigen Blutzuckersenkung kommt. Das ist in der Diabetesbehandlung insbesondere dann ein wünschenswerter Effekt, wenn der Blutzuckerspiegel erhöht ist (z. B. 1/2–1 1/2 h nach einer Mahlzeit oder im Insulinwirkungsminimum) und durch den Sport eine Verbesserung der Stoffwechsellage erzielt werden kann. Ein Blutzuckeranstieg durch Sport kann sich nur bei starker Überanstrengung oder im Insulinmangel ergeben.

Welche Sportarten haben für den Diabetiker einen besonderen therapeutischen Nutzen? Welche Sportarten sind weniger geeignet und bei welchen ist Vorsicht geboten?

Prinzipiell kann ein Diabetiker jede Sportart, die er treiben will, ausüben. Er muß nur lernen, wie die Diät und Insulinbehandlung der sportlichen Aktivität angepaßt werden müssen, damit es zu keinen ungewünschten Stoffwechselschwankungen kommt.

Zu empfehlen sind alle Ausdauersportarten, die viele Muskelgruppen ansprechen und das Herz-Kreislauf- und Atmungssystem beanspruchen. Dazu gehören Dauerlauf, Schwimmen, Radfahren, Skilanglauf, Rudern, Tennis und Mannschaftsportarten (Fußball, Handball, Basketball, Hockey). Ausdauersportarten sind zur Verhütung von Bewegungsmangelkrankheiten am besten geeignet. Beim Ausdauersport wird überwiegend dynamische Muskelarbeit (ständig sich bewegende Muskeln) geleistet. Durch sie erfolgt ein starker Blutzuckerverbrauch. Dabei sollte man sich weder völlig verausgaben, noch sich weit unter seiner Leistungsgrenze beanspruchen. Ein Mittelmaß, das einen ins Schwitzen bringt, ist gefragt. Optimal wäre ein möglichst täglich 20–30 min lang durchgeführtes Training mit einer Herzfrequenz von etwa 170 Schlägen/min minus Lebensalter. Selbst wenn man nur einmal pro Woche Sport treibt, ergeben sich gesundheitsfördernde Wirkungen!

Weniger gesundheitsfördernde und blutzuckersenkende Effekte haben Sportarten, die das Herz-Kreislauf-System kaum belasten oder die nur mit geringer Intensität betrieben werden. Dazu gehören z. B. Volleyball, Tischtennis, Federball, Minigolf, Kegeln, Trampolin und alpiner Skilauf. Kraft- und Schnellkraftsportarten wie leichtathletische Lauf-, Sprung-, Wurf- und Stoßdisziplinen wie auch Turnübungen kräftigen das Muskel- und Skelettsystem. Durch den hohen Anteil an statischer Muskelarbeit (Muskeln ändern die Anspannung und verkürzen sich kaum) haben sie jedoch nur einen geringen Einfluß auf den Stoffwechsel.

Selbst Leistungssport ist beim insulinbehandelten Diabetes möglich. Die körperliche Anstrengung im Leistungssporttraining muß freilich im Rahmen der Diät und Insulineinstellung berücksichtigt werden. Beispiele zeigen, daß Diabetiker auch zu Spitzenleistungen befähigt sind: Bill Talbert (USA) gewann zahlreiche Nationalmeisterschaften im Tennis und war sechster in der Weltrangliste. Murray Halberg (Neuseeland) gewann Gold im 5000m-Lauf bei den Olympischen Spielen in Rom 1960.

Besondere Vorsicht ist bei Sportarten geboten, bei denen

- Unterzuckerungen schwer erkannt werden.
- der Sportler bei einer Unterzuckerung nicht schnell genug angemessen reagieren kann.
- eine kurzzeitige Bewußtseinstrübung durch eine Unterzuckerung verheerende Folgen für den Sportler oder für andere haben kann.

Dazu gehören das Tauchen mit Gerät, das Surfen, der Motorrennsport, das Drachenfliegen, das Segelfliegen, das alpine Bergsteigen und das Fallschirmspringen. Entscheidend ist aber letzten Endes, daß die Sportart Freude bereitet. Dann finden sich auch immer Wege, die Stoffwechselauswirkungen des Sports in der Diabetesbehandlung berücksichtigen zu können.

Bei fortgeschrittenen diabetesspezifischen Spätkomplikationen sollten extreme Blutdruckanstiege, die bei sportlicher Aktivität auftreten können, vermieden werden. In einer sportärztlichen Voruntersuchung sollte geklärt werden, inwieweit Gefäßveränderungen, Schädigungen am Nervensystem oder ein bestehender Bluthochdruck eine nur eingeschränkte körperliche Belastung erlauben.

III Stoffwechselprozesse unter Muskelarbeit beim Gesunden und beim TypI-Diabetiker

1. Hormonelle Steuerung der Stoffwechselprozesse

Der gesamte Stoffwechsel im Organismus unterliegt einer Steuerung durch Hormone. Trotz der stark schwankenden Nahrungsaufnahme stehen im Körper fast zu jeder Zeit ausreichende Mengen an Stoffen für die Energiegewinnung zur Verfügung. Dies ist nur durch ein Zusammenwirken von komplizierten Hormonregulationen möglich. Die wichtigsten Stoffwechselorgane sind die Leber, die Muskeln und das Fettgewebe. Hier wirken das Insulin und seine Gegenspieler, das Glucagon, Adrenalin und Cortisol.

> Glucagon, Adrenalin und Cortisol sind die Gegenspieler des Insulins, d. h. sie haben gegenüber dem Insulin die entgegengesetzte Wirkung.

Überwiegen die Gegenspieler des Insulins in ihrer Wirkung, wird aus der Leber vermehrt Traubenzucker in das Blut abgegeben. Außerdem kommt es zu einer Freisetzung von Fettsäuren aus dem Fettgewebe. Traubenzucker und Fettsäuren sind die wichtigsten Stoffe, aus denen der Muskel seine Energie gewinnt. Überwiegt dagegen die Insulinwirkung, wird Traubenzucker verstärkt in der Muskulatur verbrannt, und die Leber wird an einer Zuckerabgabe gehindert. Überschüssiger Traubenzucker wird in der Leber und im Muskel in Form von Glykogen gespeichert. Im Fettgewebe wird Traubenzucker zu Fettsäuren umgebaut, die dann in Form von Fetten dort eingelagert werden.

Ein Insulinmangel hat zur Folge, daß zu wenig Traubenzucker aus dem Blut in die Muskel- und Fettzellen eingeschleust wird. Der Blutzuckerspiegel steigt an, da die Leber ungehindert Traubenzucker ins Blut abgibt. Der Muskel kann seine Energie nur durch die Verbrennung von Fettsäuren gewinnen, wodurch sich Ketonkörper (Aceton) im Blut anhäufen.

Ein Insulinüberschuß hat zur Folge, daß zu viel Traubenzucker im Muskel verbrannt wird und zu wenig Traubenzucker durch die Leber nachgeliefert werden kann. Es kommt zu einem Blutzuckerabfall und zu einer Unterzuckerung, wenn der Blutzucker unter 50 mg/dl absinkt.

2. Stoffwechselprozesse unter Muskelarbeit beim Gesunden

Bei einer sportlichen Aktivität muß die Energie- und Sauerstoffversorgung der arbeitenden Muskulatur um ein Vielfaches gesteigert werden. Die Sauerstoffzufuhr wird durch die Steigerung von Atemfrequenz und Durchblutung erhöht. In den ersten Minuten einer sportlichen Aktivität im mittleren Belastungsbereich deckt der Muskel seinen gesteigerten Energiebedarf zunächst aus den muskeleigenen Glykogen- und Fettspeichern. Da diese Speicher begrenzt sind, muß eine Nachlieferung von Traubenzucker und Fettsäuren über das Blut gewährleistet sein, damit die Muskelarbeit fortgeführt werden kann.

Durch eine sich ändernde Hormonzusammensetzung des Blutes paßt der Organismus den Stoffwechsel an den erhöhten muskulären Energiebedarf an. Aufgrund eines Anstiegs der dem Insulin entgegenwirkenden Hormone kommt es beim Gesunden zu einem Abfall der Insulinkonzentration im Blut. Dadurch werden Traubenzucker aus der Leber und Fettsäuren aus dem Fettgewebe ins Blut nachgeliefert. Interessanterweise bewirken die reduzierten Insulinmengen dennoch eine verstärkte Traubenzuckereinschleusung in die Muskulatur, denn bei Muskelarbeit ist die Insulinempfindlichkeit erhöht.

Im weiteren Verlauf der sportlichen Aktivität kommt es durch steigende Adrenalin- und Glucagonspiegel und aufgrund weiter fallender Insulinspiegel zu einer Zunahme der Fettsäureverbrennung am Gesamtenergieverbrauch des Muskels. Die Traubenzuckerabgaben der Leber dienen dann im wesentlichen zur Aufrechterhaltung des Blutzuckerspiegels, damit der Hirnstoffwechsel gesichert ist.

3. Stoffwechselprozesse unter Muskelarbeit beim TypI-Diabetiker

Es können *zwei* unterschiedliche Effekte auftreten – je nach vorhandener Insulinkonzentration im Blut des Diabetikers zu Beginn und während der sportlichen Aktivität.

Ein Diabetiker mit ausreichender Insulinkonzentration zu Beginn und während einer sportlichen Aktivität wird durch die verstärkte Insulinempfindlichkeit

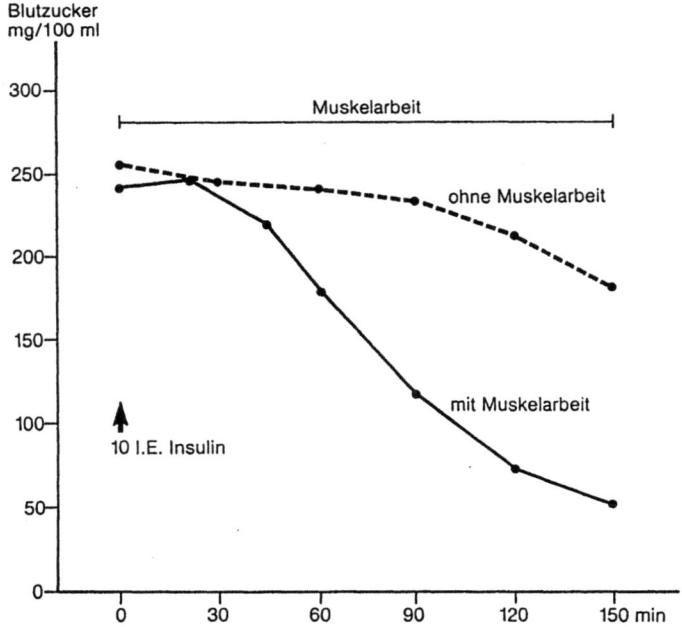

Abb.1. Einfluß von Muskelarbeit auf den Blutzuckerspiegel eines mit Insulin behandelten Diabetikers (nach R.D. Lawrence, Brit.Med.J. 1 – 1926, 648-650)

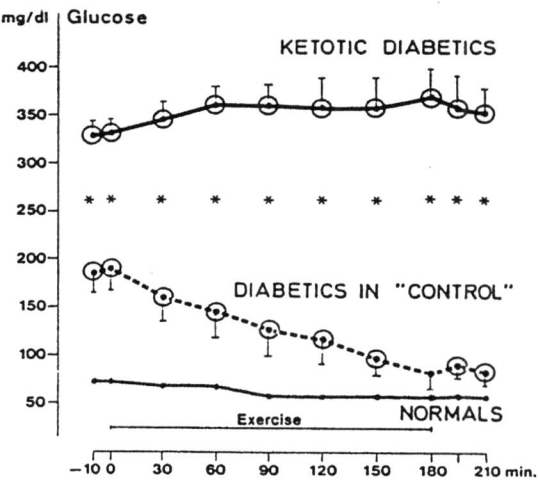

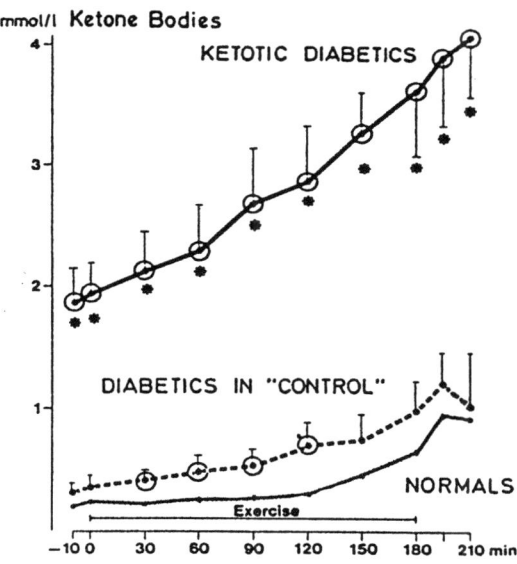

Abb. 2. Blutzucker- und Keton-körperspiegel während leichter muskulärer Dauerbelastung bei Normalpersonen, ketotischen und gut eingestellten Diabetikern (aus M. Berger et al., Diabetologia 13, 355–365, 1977)

der Muskulatur bei sportlicher Belastung immer einen Blutzuckerabfall erfahren. Schon vor über 60 Jahren zeigte Lawrence, daß die Wirkung von 10 I.E. Normalinsulin durch Muskelarbeit erheblich gesteigert werden kann (s. Abb. 1).

Man kann sagen, daß Muskelarbeit wie zusätzlich gespritztes Insulin wirkt. Allerdings müssen minimale Insulinmengen vorhanden sein, damit es zu einer Einschleusung des Traubenzuckers in die Muskulatur kommt. Eine Blutzucker-senkung durch Sport ist in der Diabetesbehandlung insbesondere dann ein wünschenswerter Effekt, wenn der Blutzuckerspiegel erhöht ist (z. B. nach einer Mahlzeit oder im Insulinwirkungsminimum) und dadurch eine Verbesserung der

Stoffwechsellage erzielt werden kann. Während beim Gesunden bei sportlicher Betätigung eine Unterzuckerung durch den Abfall der Insulinkonzentration nicht auftreten kann, wird von der Injektionsstelle des Diabetikers ständig Insulin ins Blut aufgenommen. Das gespritzte Insulin gelangt bei sportlicher Aktivität sogar noch schneller in die Blutbahn, da die Durchblutung von Unterhautfettgewebe und Muskulatur stark erhöht ist. Dadurch resultieren Insulinspiegel, die die Traubenzuckerabgabe der Leber so stark unterdrücken, daß es zur Unterzuckerung kommen muß, wenn nicht vorbeugende Maßnahmen (siehe IV) ergriffen werden.

Ein Diabetiker im Insulinmangel, der zu Beginn und während der sportlichen Aktivität so wenig Insulin im Blut hat, daß eine Einschleusung des Traubenzuckers in die Muskulatur ausbleibt, erhöht den Blutzucker durch die Muskelarbeit und verschlechtert damit seine Stoffwechsellage (s. Abb. 2). Durch den Insulinmangel gibt die Leber ungehindert Traubenzucker ins Blut ab. Dieser Traubenzucker verbleibt jedoch im Blut, da minimale Insulinmengen absolut notwendig sind, damit es bei Muskelarbeit zu einer gesteigerten Blutzuckeraufnahme der Muskulatur kommt. Da der Muskel im absoluten Insulinmangel fast ausschließlich Fettsäuren verbrennt – Traubenzucker steht ihm ja innerhalb der Zelle zur Verbrennung nicht zur Verfügung – kann unter Muskelarbeit die Ketonkörperkonzentration (Aceton) so stark ansteigen, daß es zu einer Ketose (= Anhäufung von Aceton im Organismus und Auftreten von Aceton im Harn) kommt (s. Abb. 2). Außerdem verschlechtert sich im Insulinmangel bei Muskelarbeit die Hormonzusammensetzung des Blutes. Ein schlecht eingestellter Diabetiker mit ungenügender Insulinbehandlung muß deshalb, bevor er sich sportlich betätigt, seine Insulinzufuhr so ändern, daß er zum Zeitpunkt der sportlichen Aktivität eine ausreichende Insulinkonzentration im Blut aufweist und dadurch seine Stoffwechsellage annähernd normalisiert hat.

> Um durch Sport eine Blutzuckersenkung zu bewirken sind ausreichende Insulinspiegel die Grundvoraussetzung.

IV Maßnahmen zur Verhinderung von Unterzuckerungen durch Sport

Zur Verhinderung einer sportbedingten Unterzuckerung bieten sich grundsätzlich drei Maßnahmen an:

> 1. Aufnahme von zusätzlichen Kohlenhydraten (*Zusatz-BE*) in leicht resorbierbarer Form vor, ggf. auch während und nach dem Sport.
> 2. Die *Insulindosis wird verringert*. Dies wäre ein Nachahmen dessen, was bei sportlichen Aktivitäten im gesunden Organismus automatisch erfolgt: das Absenken des Insulinspiegels.
> 3. Kombination von beiden Maßnahmen.

Zusätzliche Blutzuckerselbstkontrollen müssen vor, nach und manchmal auch während des Sports durchgeführt werden, um die Angemessenheit der getroffenen Maßnahmen zu überprüfen. Erst wenn die individuelle Reaktionsweise des Organismus auf eine Belastung bekannt ist und die Diät und Insulindosis entsprechend den Erfordernissen angemessen angepaßt werden können, reichen die üblichen Stoffwechselselbstkontrollen aus.

Welchen Umfang sollten die Diät- und Insulindosisänderungen haben und wann sollten welche Vorkehrungen getroffen werden?

Der Umfang der Maßnahmen zur Verhinderung einer Unterzuckerung beim Sport richtet sich nach dem zu erwartenden Blutzuckerabfall. Dieser hängt im wesentlichen ab von

---

- der zum Zeitpunkt des Sports wirkenden Insulinmenge
- der Dauer der sportlichen Aktivität
- der Belastungsintensität
- der aktuellen Stoffwechsellage.

Empfehlungen zur Verhinderung von sportbedingten Unterzuckerungen bei der konventionellen Insulintherapie (in der Regel 2 Injektionen pro Tag)

zu 1. Zusätzliche Kohlenhydrate

Bei sportlichen Aktivitäten kürzerer Dauer (1/2 bis zu 2 h) sollten zusätzliche Kohlenhydrate aufgenommen werden, denn eine Insulindosisreduktion kann bei einer derart kurzen Belastungsdauer eventuell zu einem unerwünschten Insulinmangel führen. Umfangreiche, voluminöse Nahrungsaufnahmen vor dem Sport sind zu vermeiden, da sie den Kreislauf belasten, die Leistungsfähigkeit reduzieren und zur schnellen Ermüdung führen. Da die blutzuckersenkende Wirkung von körperlicher Bewegung rasch einsetzt, müssen die Zusatz-BE leicht resorbierbar sein, z. B. in Form von Fruchtsaft, Obst, Fruchtschnitten oder anderen Kohlenhydratkonzentraten. Häufig ist es zweckmäßig – z. B. wenn der Sport im Wirkungsmaximum des injizierten Insulins getrieben wird – auch während der sportlichen Aktivität zusätzliche Kohlenhydrate aufzunehmen. Auch nach dem Sport müssen u. U. zusätzliche BE verzehrt werden, da die blutzuckersenkende Wirkung nach Beendigung der sportlichen Aktivität anhält.

Beispiele für Zusatz-BE bei sportlichen Aktivitäten kurzer Dauer:
1 h Schwimmen: vorher 1 BE, nachher 1 BE
1 h Tennis: vorher 1 BE, eventuell auch nachher 1 BE

Faustregel: Pro 1/2 h anhaltender sportlicher Aktivität werden zusätzlich 1 BE benötigt

Die Entscheidung, wieviele Zusatz-BE bei sportlicher Aktivität zur Verhinderung einer Unterzuckerung aufgenommen werden, hängt aber nicht nur von der Belastungsdauer, sondern auch von den folgenden Punkten ab:

Belastungsintensität: Am meisten blutzuckersenkend sind Leistungen im Intensitätsbereich von 50–70% der Maximalleistung, das entspricht bei 30- bis 40jährigen einer Herzfrequenz (HF) von ca. 110–130 Schlägen/min. Bei Trainingsherzfrequenzen von weniger als 110 und mehr als 150 Schlägen/min braucht man deshalb weniger Zusatz-BE. Sehr intensive körperliche Aktivität kann zu einer übermäßigen Ausschüttung der dem Insulin entgegenwirkenden Hormone führen, wodurch ein Blutzuckerabfall ausbleiben kann. Untrainierte sollten deshalb mit kleinen Trainingseinheiten niedriger bis mittlerer Intensität beginnen, die langsam gesteigert werden. Die optimale Trainingsherzfrequenz, bei der man sich weder über- noch unterbelastet, beträgt etwa 170 Schläge/min minus Lebensalter. Man sollte sich so belasten, daß man gerade noch einen Satz sprechen kann.

Zeitpunkt des Sports in Beziehung zum Insulinwirkprofil: Je kürzer der Abstand zur letzten Injektion ist und je länger der Abstand zur letzten Mahlzeit ist, desto größer ist der Bedarf an zusätzlichen Kohlenhydraten. Dieselbe sportliche Aktivität senkt den Blutzuckerspiegel z. B. mittags im Wirkmaximum des Depotinsulins erheblich stärker als in den Nachmittagsstunden. Der Blutzuckerabfall ist abhängig von der Menge des gerade zirkulierenden Insulins.

Momentane aktuelle Stoffwechsellage: Eine Blutzuckerbestimmung oder – weniger geeignet – eine frische Harnprobe kurzer Blasenverweildauer informiert vor dem Sport über die aktuelle Stoffwechsellage. Da man nur durch die Blutzuckerbestimmung Unterzuckerungszustände erkennt, ist es insbesondere anfangs zum Sammeln von Erfahrungen unerläßlich, den Blutzucker vor und nach dem Sport zu bestimmen. Bei leicht erhöhtem Blutzucker (um 200 mg/dl) kann die Zusatz-BE entfallen; die sportliche Aktivität wird in dieser Situation genutzt, um den Blutzuckerspiegel in den Normbereich zu senken.

Eine geringgradige Überzuckerung kann jedoch, insbesondere im Wirkmaximum des Insulins, binnen kurzer Zeit zurückgegangen sein, so daß diese u. U. nicht ausreicht, um eine sportbedingte Unterzuckerung zu verhindern. Bei Werten unter 200 mg/dl müssen in der Regel Zusatz-BE aufgenommen werden (je niedriger der Wert, desto mehr Zusatz-BE). Bei Blutzuckerwerten unter 90 mg/dl sollten vor einer einstündigen sportlichen Aktivität mindestens drei Zusatz-BE in leicht resorbierbarer Form aufgenommen werden.

Durch die Bestimmung des Blutzuckerwerts nach dem Sport kann man sich Klarheit über die Angemessenheit der getroffenen Maßnahmen verschaffen: Einerseits soll eine sportbedingte Unterzuckerung verhindert werden, andererseits soll sich durch die Zusatz-BE aber auch keine Überzuckerung entwickeln.

zu 2. Insulindosisreduktion

Eine Insulindosisreduktion ist bei der konventionellen Insulintherapie nur bei länger andauerndem Sport (über 2 h) sinnvoll, sollte in Abhängigkeit von der Belastungsintensität vor und eventuell auch nach dem Sport erfolgen und etwa folgenden Umfang haben:

geringe Belastungsintensität (HF < 100): Insulindosisreduktion um 10–20%

Beispiele:
Gartenarbeit von 12–16 Uhr: Depotanteilreduktion um 10%
wenig anstrengender Radausflug von 9–12 Uhr: Normalanteilreduktion um 30%
Tageswanderung: Morgendosisreduktion um 20%.

mittlere Belastungsintensität (HF zwischen 100 und 130): Insulindosisreduktion um 20–50%

Beispiele:
Tagesradtour < 50 km: 25% Reduktion der Morgendosis
Tagesradtour > 100 km: 50% Reduktion der Morgendosis
Skilanglauf 9–13 Uhr: Reduktion Normalanteil um 50% und Reduktion Depotanteil um 20%
Skilanglauf 13–17 Uhr: Reduktion Depotanteil um 30% und Reduktion Normalanteil der Abendinjektion um 25%

Faustregel:	Pro h anhaltender sportlicher Aktivität 1,5 bis 2 I.E. Dosisreduktion

Solange keine Erfahrungen in der Insulindosisreduktion vorliegen, sollte man anfänglich die Dosis um 20% reduzieren und entsprechend der Ergebnisse der Blutzuckertests die Dosis dem tatsächlichen Bedarf anpassen. Bei Sportausübungen am Vormittag oder Abend sollte der Normalinsulinanteil um 20–50% reduziert werden, bei Sport am frühen Nachmittag nur der Depotanteil der Morgeninjektion. Da die Insulinempfindlichkeit auch noch längere Zeit nach dem Sport erhöht sein kann, muß ggf. nach der sportlichen Aktivität die Insulindosis auch noch reduziert werden. Diese Phase erhöhter Insulinempfindlichkeit nach dem Sport kann unterschiedlich lang sein, u. U. sogar anderthalb Tage andauern („Montagseffekt"). Bei einer Sportausübung am späten Nachmittag ist es deshalb zweckmäßig, die Abendinjektion zu verschieben und dann deren Normalinsulinanteil zu reduzieren – etwa um 20% bei einem Blutzucker von unter 100 mg/dl. Eine Verschiebung der Abendinjektion um bis zu 2 h später als gewöhnlich ist dabei i. a. problemlos möglich; der zusätzliche Kohlenhydratbedarf vor dem Sport ist gering und meist durch 1–2 BE ausreichend abgedeckt.

Der körperliche Einsatz, z. B. während eines alpinen Skiurlaubs, kann so unterschiedlich sein, daß keine, manchmal jedoch eine 30–50%ige Insulindosisreduktion gerechtfertigt ist. Durch die Stoffwechselselbstkontrollen muß in jedem Fall die Angemessenheit der Insulindosissenkung überprüft werden.

Im Leistungssport wird von z. T. drastischen Insulindosisreduktionen berichtet: Tour-de-France-Radsportler haben die Dosis um 75%, Marathonläufer sogar um bis zu 90% reduziert. Entscheidend ist allerdings, daß auf die Insulininjektion nicht verzichtet wird, da in jedem Fall minimale Insulinmengen im Blut vorhanden sein müssen, damit es zu einer Einschleusung des Blutzuckers in die Muskelzellen kommt.

zu 3. Kombination von beiden Maßnahmen

Insbesondere bei anstrengenden und längeren (über 2 h) sportlichen Aktivitäten – z. B. Tagesradtouren, Tageswanderungen – ist es praktikabel, neben der vorgenommenen Insulindosisreduktion noch zusätzliche Kohlenhydrate aufzunehmen, um den erhöhten Kalorienbedarf zu decken und gleichzeitig Unterzuckerungen vorzubeugen.

Beispiele:

Tagesradtour > 100 km:	40% Insulindosisreduktion und zu jeder Mahlzeit 1 BE zusätzlich
Radtour von 15–18 Uhr:	2 BE vorher und Normalanteilreduktion der Abenddosis um 50%

Empfehlungen zur Verhinderung von sportbedingten Unterzuckerungen bei der Pen- und Pumpentherapie

Basis-Bolus-Konzept

Eine Reduktion der Basalinsulindosis ist i. a. nicht zweckmäßig, da sich dadurch über längere Zeiträume ein Insulinmangel ergeben könnte. Beträgt die tägliche Basalinsulindosis mehr als 12–15 I.E., können Unterzuckerungen allein schon durch das Basalinsulin ausgelöst werden. Vor dem Sport muß man zur Vermeidung einer Unterzuckerung zusätzliche Kohlenhydrate aufnehmen, und zwar zunächst nach der Faustregel: pro 1/2 h anhaltender sportlicher Aktivität 1 BE zusätzlich (bei einem normalen Ausgangsblutzuckerwert). Möchte man im Wirkmaximun des Normalinsulins (= Bolus) Sport treiben, kann eine Reduktion dieser Dosis um 25–75% notwendig sein. Der Bolus muß u. U. auch reduziert werden, wenn unmittelbar davor über längere Zeit (> 2 h) Sport getrieben wurde. Auch hier gilt: schrittweise Änderung der Normalinsulindosen, um die tatsächlich erforderliche Menge einschätzen zu können.

Pumpe

Die Pumpe kann man während sportlicher Aktivitäten bis zu 2 h problemlos ablegen oder ausschalten. Treten Unterzuckerungen während des Sports auf, sollte die Pumpe schon etwa 1 h vor dem Sport ausgeschaltet werden. Faustregel nach Anlage/Einschalten der Pumpe: sofort 1 I.E. und in den folgenden zwei Stunden 2/3 der üblichen Basalrate. Dauert die sportliche Aktivität länger als 2 h oder ergeben sich bei Ausschaltung der Pumpe erhöhte Blutzuckerwerte, sollte die Basalrate nur reduziert werden. Dabei kann eine Absenkung der Basalrate während und bis zu 2 h nach dem Sport um 1/3 bei geringer und bis zu 2/3 bei mittlerer Belastungsintensität angemessen sein. Bei unveränderter Basalrate und einem normalen Ausgangsblutzuckerwert gilt zur Verhinderung einer Unterzuckerung: pro 1/2 h anhaltender sportlicher Aktivität 1 BE zusätzlich. Fällt der Sport in den Wirkbereich eines Bolus, kann dieser um 25–75% reduziert werden.

Spezielle Hinweise und Ratschläge:

1. Der sporttreibende Diabetiker muß immer mindestens 40 g Traubenzucker in der Sportbekleidung mitführen.
2. Leute, mit denen der Sport ausgeübt wird, sollten über Erste-Hilfe-Maßnahmen bei schweren, mit Ohnmacht einhergehenden Unterzuckerungen aufgeklärt sein (Glucagon-Injektion, Notarzt, nichts einflößen).
3. Es ist an die Mit- und Aufnahme der proportionierten Zusatz-BE zu denken.
4. Bei sehr hohem Blutzucker (> 300 mg/dl) ist die Insulinkonzentration im Blut u. U. so niedrig, daß die sportliche Aktivität die Überzuckerung verstärkt. Bevor hier Sport getrieben wird, muß zuerst die Stoffwechseleinstellung annähernd normalisiert werden.
5. Bei einer ungewöhnlichen Erschöpfung während der sportlichen Aktivität ist immer an eine Unterzuckerung zu denken. Nur eine Blutzuckerbestimmung verschafft Klarheit über die Stoffwechselsituation. Bei Unterzuckerungen sollte man sich mindestens eine 10minütige Ruhepause gönnen, da selbst bei Aufnahme von Traubenzucker ca. 5 min vergehen, bis eine spürbare Wirkung einsetzt.
6. Äußerste Vorsicht ist bei sportlicher Betätigung im Wasser geboten (Schwimmen, Tauchen). Aufgrund der Schwerelosigkeit und des eventuell vorhandenen Kältegefühls (Zittern) bleiben Unterzuckerungen unerkannt, ggf. kann das Ufer nicht mehr erreicht werden, wo sich die Traubenzuckernotration befindet. Eine Blutzuckerbestimmung vorher und sorgfältige Maßnahmen zur Verhinderung von Unterzuckerungen sind auf jeden Fall ratsam.
7. Anzeichen einer Unterzuckerung können auch ausgelöst werden, wenn ein für längere Zeit erhöhter Blutzucker binnen kurzer Zeit stark fällt. Hier sollte man durch eine sofortige Blutzuckerbestimmung ermitteln, ob tatsächlich eine Unterzuckerung vorliegt.

Keine Angst vor Sport –
  Sport macht Spaß und ist gesund !!

V Literatur

Berger, M./Chantelau, E./Cüppers, H.J./Gösseringer, G./Jörgens, V./Sonnenberg, G./ Wasser, K.: Sport und Diabetes mellitus. Diabetes-Journal 32, 126 (1982)
Berger, M.: Muskelarbeit bei TypI-Diabetes. Diabetes im Bild, Bd. 21, Reihe der Firma Hoechst AG Frankfurt/Main 1985

Dietze, G./Standl, E./Wicklmayr, M.: Muskelarbeit und Sport. In: Mehnert, H./Schöffling, K. (Hg.): Diabetologie in Klinik und Praxis. G. Thieme Verlag Stuttgart, New York 287, 1984

Hauner, H.: Sport treiben als Diabetiker. Diabetes-Journal 36, 498 (1986)

Kemmer, F.W.: Was ein Diabetiker beim Sport alles beachten muß. Diabetes-Journal 34, 51 (1984)

Wedemeyer, H.J.: Ärztliche Ratschläge an Diabetiker hinsichtlich sportlicher Aktivitäten. Diabetespraxis 10, 2 (1986)

Winkler, G.: Körperliche Aktivitäten im Alltag des Diabetikers. Diabetes-Journal 36, 384 (1986)

9.3 Fragebogen

Der hier wiedergegebene Fragebogen war die Grundlage für das strukturierte Interview, das mit jedem Teilnehmer des Diabetikersportgruppenexperiments zu den Meßzeitpunkten geführt wurde.

Bei der Konstruktion wurde beachtet, genügend viele Items für verschiedene homogene Fragebatterien zur Erfassung der Diabetesanamnese und -therapie, des Umfanges und der Bedeutung sportlicher Aktivitäten für die Blutglukoseeinstellung sowie der Stoffwechselführung während des Sports zu erhalten. Der Interviewbogen enthält neben einigen Fragen mit freier Antwortmöglichkeit hauptsächlich Items, die nach der Methode des summierten Ratings von Likert (1932) ausgewertet werden können. Bei der Itemkonstruktion wurde beachtet, verständliche Formulierungen und eindeutig interpretierbare Ausdrücke zu finden. Es wurde versucht, den Fragebogen abwechslungsreich zu gestalten, Ja- und Nein-Sage-Tendenzen, Antworten in Richtung der sozialen Erwünschtheit und Suggestivfragen zu vermeiden und eine Interviewdauer von 60 min nicht zu überschreiten (Friedrichs, 1985, 189; Singer, 1985b; Holm, 1986, 92).

In einem Testinterview mit TypI-Diabetikern (n=6) wurde der erste Entwurf des Interviewfragebogens vorher auf Verständlichkeit, formale Gestaltung, Inhalt und Aufbau hin geprüft und daraufhin der folgende Fragebogen entwickelt, der zu den Meßzeitpunkten verwendet wurde. Das strukturierte Interview dauert in dieser Form etwa 50 min.

Die mit [1] versehenen Items dienten zur Berechnung des Indexes „Einsatz von Sport zur gezielten Verbesserung der Blutzuckereinstellung" und die mit [2] versehenen zur Berechnung des Indexes „Selbsteinschätzung der Therapieanpassungsfähigkeit". Allen mit Antwortkategorien versehenen Items, die zur Berechnung eines Index herangezogen wurden (s. Kapitel 9.4), wurden die jeweiligen Punktwerte bei den Antwortalternativen hinzugefügt.

Name: _____ Vorname: _____ Datum: _____
behandelnder Arzt: _____
Anschrift: _____ Tel.: _____
geboren: _____ Beruf: _____
Körpergewicht: _____ Körpergröße: _____
Diabetes seit _____ vermutlich ausgelöst durch: _____

Diabetes in der Familie? _____

andere Arzneimittel? _____

1. Da Sie sich auf einem Fahrradergometer belasten sollen, muß ich wissen, ob bei Ihnen Spätkomplikationen am Augenhintergrund, an der Niere, am Nervensystem oder Durchblutungsstörungen festgestellt worden sind.

   Retinopathie: letzte Fundusuntersuchung: _____
   O nicht bekannt   O keine   O leichte Background-Retinopathie

   Nephropathie:
   O nicht bekannt   O keine   O Mikroalbuminurie

   Neuropathie:
   O keine   O welche Beschwerden? _____

   Durchblutungsstörungen:
   O keine   O welche Beschwerden? _____

2. a) Ist im Zusammenhang mit dem Diabetes schon einmal ein EKG angefertigt worden?
   O ja, wegen _____   O nein

   b) Neigen Sie verstärkt zu Infektionskrankheiten?
   O ja, _____   O nein

3. Mit welchem Insulin und welcher Therapieform wird Ihr Diabetes behandelt?

   O *KT* Normalinsulin: _____ Verzögerungsinsulin: _____
   Kombinationsinsulin: _____ der Firma: _____

   O *IKT* Normalinsulin: _____ Verzögerungsinsulin: _____
   Kombinationsinsulin: _____ der Firma: _____

   O *Pen* Normalinsulin: _____ Basalinsulin: _____
   Fabrikat des Pens: _____ der Firma: _____

   O *Pumpe* Normalinsulin: _____
   Fabrikat der Pumpe: _____ der Firma: _____

4. Wann injizieren Sie wieviel Insulin und wie ist die Insulinwirkung bei Ihnen?

○ *KT*   morgens   um _____ Uhr _____ I.E. von dem Insulin _____
                           und _____ I.E. von dem Insulin _____
        abends   um _____ Uhr _____ I.E. von dem Insulin _____
                           und _____ I.E. von dem Insulin _____

Wirkkinetik	Insulin _____	Insulin _____
Anlaufzeit		
Vollwirkdauer		
Wirkmaxima		
Auslaufzeit		

○ *IKT*   um _____ Uhr _____ I.E. von dem Insulin _____
         um _____ Uhr _____ I.E. von dem Insulin _____
         um _____ Uhr _____ I.E. von dem Insulin _____
         um _____ Uhr _____ I.E. von dem Insulin _____

Wirkkinetik	Insulin _____	Insulin _____	Insulin _____
Anlaufzeit			
Vollwirkdauer			
Wirkmaxima			
Auslaufzeit			

○ *Pen*   _____ I.E. Basalinsulininjektion um _____ Uhr
         _____ I.E. Basalinsulininjektion um _____ Uhr
         Vor den Mahlzeiten
         morgens _____ I.E. Normal um die BG um _____ mg/dl zu senken
         morgens _____ I.E. Normal pro BE
         mittags _____ I.E. Normal um die BG um _____ mg/dl zu senken
         mittags _____ I.E. Normal pro BE
         abends _____ I.E. Normal um die BG um _____ mg/dl zu senken
         abends _____ I.E. Normal pro BE

Wirkkinetik	Insulin _____	Insulin _____
Anlaufzeit		
Vollwirkdauer		
Wirkmaxima		
Auslaufzeit		

○ *Pumpe* _____ I.E. Tagesbasalrate
Geben Sie bitte ggf. die Tagesbasalrate differenzierter an:

_____

_____

Vor den Mahlzeiten
morgens _____ I.E. um die BG um _____ mg/dl zu senken
morgens _____ I.E. pro BE
mittags _____ I.E. um die BG um _____ mg/dl zu senken
mittags _____ I.E. pro BE
abends _____ I.E. um die BG um _____ mg/dl zu senken
abends _____ I.E. pro BE

Wirkkinetik	
Anlaufzeit	
Vollwirkdauer	
Wirkmaxima	
Auslaufzeit	

5. Welche Diätform halten Sie ein?

	Berechnung von			Fixierte Verteilung von		
	KH	Fett	Eiweiß	KH	Fett	Eiweiß
○ Strenge Diät	+	+	+	+	+	+
○ Kalorienfixierte Diät	+	+	+	+	−	−
○ KH- und fettfixierte Diät	+	+	−	+	+	−
○ KH- und eiweißfixierte Diät	+	−	+	+	−	+
○ KH-fixierte Diät	+	−	−	+	−	−
○ Normale Kost, jedoch keine zuckerhaltigen Nahrungsmittel	−	−	−	−	−	−

6. Wie groß ist an einem Arbeitstag Ihre durchschnittliche Tagesgesamtkalorienzahl und wie ist dabei die prozentuale Verteilung auf Kohlenhydrate, Fett und Eiweiß?

Tagesgesamtkalorien: _____

Kohlenhydrate _____ %   Fett _____ %   Eiweiß _____ %
          _____ BE   _____ g   _____ g

7. Geben Sie bitte Ihren gewöhnlichen Tages-BE-Plan eines Arbeitstages für einen normalen Tag (normale Blutzuckerwerte, keine Erkrankung, keine besonderen Vorkommnisse wie Hypos, starke körperliche Betätigungen oder Inaktivitäten) an!

	1. Frühstück	2. Frühstück	3. Frühstück	Mittag	Nachmittag	1. Abendbrot	2. Abendbrot
Uhrzeit							
BE							
Bolus (Pen/ Pumpe)							

8. Welchen Spritz-Eß-Abstand halten Sie bei normalen Blutzuckerwerten ein?

_____ min

9. Welche Stoffwechselselbstkontrollen führen Sie wie oft durch? (Mehrfachantworten zulässig!)

Harnzuckerkontrollen
O Sammelurin   O Einzelproben
Mit welcher Regelmäßigkeit führen Sie diese Kontrollen durch?

O	O	O	O	O
täglich mehrmals	täglich 1×	2–6× pro Woche	weniger als 2× pro Woche	nie

Blutzuckerkontrollen
Mit welcher Regelmäßigkeit führen Sie diese Kontrollen durch?

O	O	O	O	O
täglich mehrmals	täglich 1×	2–6× pro Woche	weniger als 2× pro Woche	nie

Ketonkörperbestimmung
Mit welcher Regelmäßigkeit führen Sie diese Kontrollen durch?

O	O	O	O	O
täglich mehrmals	täglich 1×	2–6× pro Woche	weniger als 2× pro Woche	nie

10. Wie oft hatten Sie schon eine schwere, mit Ohnmacht einhergehende Hypoglykämie?

_____ mal

11. Wie schätzen Sie Ihre Diabeteseinstellung ein?

O   O   O   O   O
sehr unzufrie-   unzufrieden-   befriedigend   gut   sehr gut
denstellend   stellend

12. Wie schätzen Sie Ihr Wissen über die Behandlung des Diabetes ein?

O   O   O   O   O
sehr unzufrie-   unzufrieden-   befriedigend   gut   sehr gut
denstellend   stellend

13. Wie kann man die Stoffwechselauswirkungen sportlicher Aktivitäten in der
    Diabetesbehandlung berücksichtigen, und welche Maßnahmen ergreifen Sie,
    wenn Sie sich sportlich betätigen wollen?

    _____
    _____
    _____
    _____

14. Von welchen wesentlichen Faktoren hängt der Umfang einer Blutzuckersen-
    kung durch Sport ab?

    _____
    _____
    _____

Info: Wenn ich jetzt über „Sport" oder „sportliche Aktivität" rede, so
         meine ich Sportarten, die so intensiv betrieben werden, daß eine
         Anpassung der Diabetesbehandlung erforderlich ist.

15. Geben Sie bitte an, welche Sportarten Sie im vergangenen Jahr wie oft und
    mit welcher Intensität getrieben haben!

Sportart	Häufigkeit				
	1× monat- lich od. weniger	2–3× monatl.	1× pro Woche	2× pro Woche	>2× pro Woche
1. _____	O	O	O	O	O
2. _____	O	O	O	O	O
3. _____	O	O	O	O	O
4. _____	O	O	O	O	O
	=1	=2	=3	=4	=5

Sportart	Dauer				
	< 15 min	15–30 min	30 min – 1 h	1–2 h	> 2 h
1. _____	O	O	O	O	O
2. _____	O	O	O	O	O
3. _____	O	O	O	O	O
4. _____	O	O	O	O	O
	= 1	= 2	= 3	= 4	= 5

	Intensität		
	hoch HF > 150	mittel HF 120–150	niedrig HF < 120
1. _____	O	O	O
2. _____	O	O	O
3. _____	O	O	O
4. _____	O	O	O
	= 5	= 3	= 1

keine Sportart = 1 / eine Sportart = 2 / zwei Sportarten = 3 / drei Sportarten = 4
vier oder mehr Sportarten = 5

16. Haben Sie früher einmal eine Sportart regelmäßig und über längere Zeit getrieben?

_____

_____

17. Haben Sie in den letzten 10 Wochen Sport getrieben?

O ja   O nein

Falls nein, entfallen alle folgenden Fragen mit *

*18.[2] Wie oft und wann traten bei Ihnen während oder nach sportlichen Aktivitäten der letzten 10 Wochen Hypoglykämien auf?

Ich hatte _____ Hypoglykämien (= x) bei _____ Sportterminen (= y) während der letzten 10 Wochen, und zwar
O _____ h nach dem Sport
O während des Sports

$0 \leq \dfrac{x}{y} \leq 0.1$	$0.1 < \dfrac{x}{y} \leq 0.2$	$0.2 < \dfrac{x}{y} \leq 0.3$	$0.3 < \dfrac{x}{y} \leq 0.4$	$\dfrac{x}{y} > 0.4$
= 5	= 5	= 3	= 2	= 1

19. Erkennen Sie Hypoglykämien beim Treiben von Sport rechtzeitig?

○ ja   ○ teils ja, teils nein   ○ nein

20. Woran erkennen Sie, daß sich bei Ihnen während oder nach dem Sport eine Hypoglykämie entwickelt?

_____

_____

*21.[2] Hatten Sie während der letzten 10 Wochen an Tagen mit sportlicher Aktivität in der folgenden Nacht Hypoglykämien?

○ nein   ○ 1×   ○ mehr als 1×
= 5   = 3   = 1

22. Wurde bei Ihnen schon einmal eine schwere Hypoglykämie (mit Ohnmacht) durch eine sportliche Aktivität ausgelöst?

○ ja, und zwar _____ mal   ○ nein

23. Was unternehmen Sie bei einer Hypoglykämie, die Sie während des Sports bemerken? (Mehrfachantworten möglich!)

○ Ich hatte noch nie eine Hypoglykämie während des Sports.
○ Ich nehme sofort _____ BE in Form von _____
_____ auf.
○ Ich kann den Sport nach _____ min fortsetzen.
○ Ich breche die sportliche Betätigung anschließend ab.
○ Ich bestätige mir den hypoglykämischen Zustand zuallererst durch eine Blutzuckerbestimmung.
○ andere Maßnahmen: _____

24. Welche *zusätzlichen* Stoffwechselselbstkontrollen führen Sie beim Treiben von Sport durch? (Mehrfachantworten möglich!)

○ keine

○ Bestimmung des Harnzuckers in einer Probe kurzer Blasenverweildauer
Wann führen Sie diese Bestimmung durch?
○ vor dem Sport   ○ nach dem Sport   ○ während des Sports
Mit welcher Regelmäßigkeit führen Sie diese Bestimmung durch?
○   ○   ○   ○   ○
bei > 80%   bei 60–80%   bei 40–60%   bei 20–40%   bei < 20%
meiner sportlichen Aktivitäten

○ Bestimmung des Blutzuckers
Wann führen Sie diese Bestimmung durch?
○ vor dem Sport   ○ nach dem Sport   ○ während des Sports

Mit welcher Regelmäßigkeit führen Sie diese Bestimmung durch?

O   O   O   O   O

bei > 80%   bei 60–80%   bei 40–60%   bei 20–40%   bei < 20%

meiner sportlichen Aktivitäten

25. Wenn Sie zusätzliche Kohlenhydrate (Zusatz-BE, Sport-BE) vor, während oder nach dem Sport zu sich nehmen, in welcher Form tun Sie das?

  O leicht resorbierbare Kohlenhydrate (Fruchtsaft, Obst)
  O teils leicht, teils langsam resorbierbare Kohlenhydrate
  O langsam resorbierbare Kohlenhydrate (Schwarzbrot, Müsli)

26. Ich bin mir über meine Stoffwechselsituation vor, während und nach einer sportlichen Aktivität aufgrund von Stoffwechselselbstkontrollen genau im klaren.

O   O   O   O   O

trifft   trifft zu   unent-   trifft   trifft über-
völlig zu   schieden   nicht zu   haupt nicht zu

27.[2] Mir gelingt es, die Reduktion der Insulindosis bzw. die Aufnahme zusätzlicher Kohlenhydrate derart angemessen vorzunehmen, daß sportbedingte Hypoglykämien verhindert werden und Hyperglykämien ausbleiben.

O   O   O   O   O

trifft   trifft zu   unent-   trifft   trifft über-
völlig zu   schieden   nicht zu   haupt nicht zu
= 5   = 4   = 3   = 2   = 1

28.[2] Ich traue mir zu, jede sportliche Aktivität, die ich machen möchte, in meiner Diabetesbehandlung so zu berücksichtigen, daß es zu keinen Stoffwechselkomplikationen kommt.

O   O   O   O   O

trifft   trifft zu   unent-   trifft   trifft über-
völlig zu   schieden   nicht zu   haupt nicht zu
= 5   = 4   = 3   = 2   = 1

29.[2] Ich traue mir zu, Sport auch während des Insulinwirkungshochpunktes ohne Stoffwechselkomplikationen treiben zu können.

O   O   O   O   O

trifft   trifft zu   unent-   trifft   trifft über-
völlig zu   schieden   nicht zu   haupt nicht zu
= 5   = 4   = 3   = 2   = 1

30. Die Berücksichtigung der Stoffwechselauswirkungen sportlicher Aktivitäten in der Diät und Insulineinstellung gelingt mir am besten bei regelmäßigem Sporttreiben zu festen Terminen.

   O   O   O   O   O

| trifft völlig zu | trifft zu | unent- schieden | trifft nicht zu | trifft über- haupt nicht zu |

31. Zu welcher Tageszeit oder zu welchen Tageszeiten gelingt Ihnen die Berücksichtigung der Stoffwechselauswirkungen sportlicher Aktivitäten in der Diät und Insulineinstellung am besten?

_____

_____

32.[2] Ich traue mir zu, Sport zu jeder Uhrzeit ohne Stoffwechselkomplikationen treiben zu können.

   O   O   O   O   O

| trifft völlig zu = 5 | trifft zu = 4 | unent- schieden = 3 | trifft nicht zu = 2 | trifft über- haupt nicht zu = 1 |

33. Mit Frühsport im nüchernen Zustand ohne vorherige Insulininjektion habe ich folgende Erfahrung gemacht: Der Blutzucker

   O   O   O   O   O   O

| fällt stark | fällt schwach | bleibt un- verändert | steigt leicht | steigt stark | keine Erfahrung |

34.[2] Durch Sport ergeben sich bei mir mit Stoffwechselselbstkontrollen nachgewiesene Blutzuckerentgleisungen, d. h. ich habe Schwierigkeiten, die Stoffwechselauswirkungen des Sports angemessen zu berücksichtigen.

   O   O   O   O   O

| trifft völlig zu = 1 | trifft zu = 2 | unent- schieden = 3 | trifft nicht zu = 4 | trifft über- haupt nicht zu = 5 |

Nur, falls 34. zustimmend/unentschieden beantwortet wurde:

35. Welche Ursachen haben Ihrer Meinung nach die Stoffwechselentgleisungen, die sich bei Ihnen durch Sport ergeben?

    a) Ich habe Schwierigkeiten, die Insulinbehandlung der Belastungsintensität und -dauer entsprechend anzupassen.

       O   O   O   O   O

| trifft völlig zu | trifft zu | unent- schieden | trifft nicht zu | trifft über- haupt nicht zu |

b) Ich habe Schwierigkeiten, die Diät der Belastungsintensität und -dauer entsprechend anzupassen.

O   O   O   O   O
trifft   trifft zu   unent-   trifft   trifft über-
völlig zu   schieden   nicht zu   haupt nicht zu

c) Ich berücksichtige zu wenig meine aktuelle Stoffwechsellage.

O   O   O   O   O
trifft   trifft zu   unent-   trifft   trifft über-
völlig zu   schieden   nicht zu   haupt nicht zu

d) Der Zeitpunkt der sportlichen Aktivität fällt in einen Wirkungstief-punkt oder Wirkungshochpunkt meines Insulins.

O   O   O   O   O
trifft   trifft zu   unent-   trifft   trifft über-
völlig zu   schieden   nicht zu   haupt nicht zu

e) andere Ursachen: _____

_____

36. Mir gelingt es, die bislang gesammelten Erfahrungen über die Anpassung der Diabetesbehandlung bei sportlicher Aktivität auf andere Situationen, die mit körperlicher Betätigung verbunden sind, zu übertragen.

O   O   O   O   O
trifft   trifft zu   unent-   trifft   trifft über-
völlig zu   schieden   nicht zu   haupt nicht zu

37.[2] Wie wird die aktuelle Stoffwechsellage bei Ihnen durch Sport und die von Ihnen getroffenen Anpassungen von Diät und Insulindosis beeinflußt?

a) Eine gute Stoffwechsellage bleibt durch Sport gut.

O   O   O   O   O
trifft   trifft zu   unent-   trifft   trifft über-
völlig zu   schieden   nicht zu   haupt nicht zu
$=5$ $=4$ $=3$ $=2$ $=1$

b) Eine gute Stoffwechsellage verschlechtert sich durch Sport.

O   O   O   O   O
trifft   trifft zu   unent-   trifft   trifft über-
völlig zu   schieden   nicht zu   haupt nicht zu
$=1$ $=2$ $=3$ $=4$ $=5$

c) Eine schlechte Stoffwechsellage verbessert sich durch Sport.

O   O   O   O   O
trifft   trifft zu   unent-   trifft   trifft über-
völlig zu   schieden   nicht zu   haupt nicht zu
$=5$ $=4$ $=3$ $=2$ $=1$

d) Eine schlechte Stoffwechsellage bleibt schlecht oder verschlechtert sich durch Sport.

O	O	O	O	O
trifft völlig zu = 1	trifft zu = 2	unent- schieden = 3	trifft nicht zu = 4	trifft über- haupt nicht zu = 5

Nur, falls 37 b) oder d) zustimmend/unentschieden beantwortet wurden:

38. Welche Ursachen hat Ihrer Meinung nach die Verschlechterung der Stoffwechsellage bei Ihnen?

a) Ich habe zu wenig Insulin im Blut.

O	O	O	O	O
trifft völlig zu	trifft zu	unent- schieden	trifft nicht zu	trifft über- haupt nicht zu

b) Ich habe zu viele Zusatz-BE aufgenommen.

O	O	O	O	O
trifft völlig zu	trifft zu	unent- schieden	trifft nicht zu	trifft über- haupt nicht zu

c) Der Sport strengt mich zu sehr an.

O	O	O	O	O
trifft völlig zu	trifft zu	unent- schieden	trifft nicht zu	trifft über- haupt nicht zu

d) andere Ursachen: _____

39. Bemerken Sie bei sich anhand Ihrer Stoffwechselselbstkontrollen nach dem Sport eine Verbesserung der Kohlenhydratverwertung?

O ja   O nein

Falls bei 39 nein, weiter bei 43.

40. Wie haben Sie eine Verbesserung der Kohlenhydratverwertung durch Sport bei sich bemerkt? (Mehrfachantworten möglich!)

O Ich konnte nach dem Sport Kohlenhydratmengen verzehren, die sonst bei mir zu einem stärkeren Blutzuckeranstieg geführt hätten.
O Die Blutzuckerselbstkontrollen nach dem Sport waren in der Phase verbesserter Kohlenhydratverwertung auffallend gut.
O andere Gründe: _____

41. Wie lange hält diese Verbesserung durchschnittlich bei Ihnen an?

bis durchschnittlich _____ h nach dem Sport

42. Ist diese Verbesserung bei Ihnen von der Belastungsdauer und -intensität
abhängig?

○ ja, Erläuterung: _____

○ nein

43. Wie kann man Sport einsetzen, um gezielt seine Stoffwechsellage zu
verbessern?

44.[1] Mir gelingt es, durch Sport erhöhte Blutzuckerwerte über 200 mg/dl bei
identischer Diät und Insulinbehandlung in den Normbereich zu senken.

○	○	○	○	○	○
trifft völlig zu	trifft zu	unent- schieden	trifft nicht zu	trifft überhaupt nicht zu	noch nicht gemacht
=5	=4	=3	=2	=1	=1

45.[1] Wenn es mein Zeitplan erlaubt, setze ich Sport in hyperglykämischen
Situationen, also z. B. nach den Hauptmahlzeiten oder am späten Nachmittag, ein, um den Blutzuckerspiegel in den Normbereich zu senken.

○	○	○	○	○
trifft völlig zu	trifft zu	unent- schieden	trifft nicht zu	trifft über- haupt nicht zu
=5	=4	=3	=2	=1

*46.[1] Wie oft haben Sie in den letzten 10 Wochen Sport eingesetzt, um bei iden-
tischer Diät und Insulinbehandlung den Blutzuckerwert in den Normbereich zu senken?

○	○	○	○	○
überhaupt nicht	1× monatl. oder weniger	2–3× monatlich	1× pro Woche	mehr als 1× pro Woche
=1	=2	=3	=4	=5

*47.[2] War Ihre Hypoglykämiehäufigkeit in den letzten 10 Wochen an Tagen
mit sportlicher Aktivität größer, geringer oder genau so groß wie an Tagen ohne Sport?

○ größer	○ genau so groß	○ geringer
=1	=3	=5

*48.[2] Konnten Sie anhand Ihrer Stoffwechselselbstkontrollen in den letzten 10 Wochen feststellen, daß sich Ihre Stoffwechsellage an Tagen mit sportlicher Aktivität im Vergleich zu Tagen ohne Sport verbesserte, unverändert blieb oder sich verschlechterte?

  ○ verbessert   ○ unverändert   ○ verschlechtert
  = 5   = 3   = 1

*49. Bei mir führten sportliche Aktivitäten der letzten 10 Wochen zu einer Stabilisierung der Stoffwechsellage.

○	○	○	○	○
trifft völlig zu	trifft zu	unent- schieden	trifft nicht zu	trifft überhaupt nicht zu

Nur, falls 49 zustimmend/unentschieden beantwortet wurde:

*50. Die Regelmäßigkeit der sportlichen Aktivitäten ist bei mir entscheidend für den Umfang der Stabilisierung der Stoffwechsellage durch Sport.

○	○	○	○	○
trifft völlig zu	trifft zu	unent- schieden	trifft nicht zu	trifft überhaupt nicht zu

9.4 Berechnung der Indizes des Diabetikersportgruppenexperiments

Aus den Interviewangaben und den Protokollierungen der Blutglukosewerte vor und nach dem Sport wurden für die Teilnehmer des Diabetikersportgruppenexperiments verschiedene Indizes entsprechend der Ausführungen in diesem Kapitel berechnet.

9.4.1 Einsatz von Sport zur gezielten Verbesserung der Blutzuckereinstellung

Dieser Index wurde für jeden Probanden durch das arithmetische Mittel der Punktwerte von den im Fragebogen (s. Kapitel 9.3) mit [1] markierten Items für die Pretest- und Posttestbefragung errechnet.

9.4.2 Selbsteinschätzung der Therapieanpassungsfähigkeit

Von den Items, durch die die Probanden die Berücksichtigung der Stoffwechselauswirkungen sportlicher Aktivitäten in ihrer Diabetestherapie einschätzen, wurden für die Skalenendform solche Items ausgeschlossen, bei denen Extremgrüppen mit hohen bzw. niedrigen Gesamtpunktwerten gleich oder ähnlich antworteten (Singer, 1985a; Lienert, 1969, 137). Das war bei Item 30. und 49. der Fall (s. Kapitel 9.3). Der Indexwert wurde für jeden Teilnehmer jeweils für die Pre- und Posttestmessung durch das arithmetische Mittel aus den Punktwerten der Items, die im Fragebogen (s. Kapitel 9.3) mit [2] markiert sind, errechnet. Hatte der Proband in den vergangenen 10 Wochen keinen Sport getrieben, erfolgte die Berechnung nur durch die Antworten zu den Items, die mit [2], aber nicht gleichzeitig mit * markiert sind.

9.4.3 Verbesserung der aktuellen Stoffwechsellage

Dieser Index ist für jeden Teilnehmer der Sportgruppen durch das arithmetische Mittel aus den im folgenden näher erläuterten Punktwerten errechnet worden. Sofern die Blutglukosekonzentration (BG) vor dem Sport hyperglykämisch war (BG > 120 mg/dl), erhielt man den Punktwert

5, wenn nach dem Sport $80 \leq BG \leq 120$
4, wenn nach dem Sport $60 \leq BG < 80$ oder $120 < BG \leq 140$
3, wenn nach dem Sport $50 \leq BG < 60$ oder $140 < BG \leq 160$
2, wenn nach dem Sport $40 \leq BG < 50$ oder $160 < BG \leq 180$
1, wenn nach dem Sport $BG < 40$ oder $BG > 180$.

Der Index bewertet damit gemäß diesen Angaben hyperglykämische wie hypoglykämische Blutglukosewerte nach dem Sport gleichermaßen.

9.4.4 Berücksichtigung der Stoffwechselauswirkungen durch Ausdauersport

Zur Berechnung dieses Indexes für die Ausdauersportgruppenteilnehmer wurden, unabhängig vom Blutglukosewert vorher, alle Blutglukosewerte nach dem Sport herangezogen. Die erzielbaren Punktwerte entsprechen denen in Kapitel 9.4.3. Der Indexwert ist wieder das arithmetische Mittel aus den erzielten Punktwerten.

9.4.5 Ausmaß an sportlicher Betätigung im vergangenen Jahr (Personenstörvariable)

Die Berechnung dieses Indexwertes erfolgt aus den Angaben der Probanden zum Item 15. der Pretestbefragung (s. folgendes Beispiel).

15. Geben Sie bitte an, welche Sportarten Sie im vergangenen Jahr wie oft und mit welcher Intensität getrieben haben!

Sportart	Häufigkeit				
	1× monatlich od. weniger	2–3× monatl.	1× pro Woche	2× pro Woche	>2× pro Woche
1. Schwimmen ____	O	O	⊠	O	O
2. Radfahren ____	O	O	O	O	⊠
3. ____	O	O	O	O	O
4. ____	O	O	O	O	O
	=1	=2	=3	=4	=5

	Dauer				
	<15 min	15–30 min	30 min – 1 h	1–2 h	>2 h
1. Schwimmen ____	O	O	⊠	O	O
2. Radfahren ____	⊠	O	O	O	O
3. ____	O	O	O	O	O
4. ____	O	O	O	O	O
	=1	=2	=3	=4	=5

	Intensität		
	hoch HF > 150	mittel HF 120–150	niedrig HF < 120
1. Schwimmen ____	O	⊠	O
2. Radfahren ____	O	⊠	O
3. ____	O	O	O
4. ____	O	O	O
	=5	=3	=1

keine Sportart = 1 / eine Sportart = 2 / zwei Sportarten = 3 / drei Sportarten = 4 vier oder mehr Sportarten = 5

Für die Häufigkeit, Dauer und Intensität wird jeweils das arithmetische Mittel aus den Punktwerten gebildet; der Indexwert ist dann das arithmetische Mittel aus diesen drei Mittelwerten und dem Punktwert zur Sportart.

Der Index hat für dieses Beispiel den Wert

$$1/4 \left(3 + \frac{3+5}{2} + \frac{3+1}{2} + \frac{3+3}{2}\right) = 1/4 \,(3 + 4 + 2 + 3) = 3.0$$

Durch die Punktwertfestlegung ist damit 1.0 minimaler Indexwert (überhaupt kein Sport getrieben), 5.0 ist maximaler.

9.4.6 Vorwissen über die Therapieanpassung bei Sport (Personenstörvariable)

Zur Berechnung dieses Index wurde für das Item 13. und 14. (s. Kapitel 9.3), die frei beantwortet werden konnten, zunächst eine Kategorisierung der bei der Pretesterhebung gegebenen Antworten vorgenommen. Dabei ergaben sich die folgenden Antwortkategorien:

13. Wie kann man die Stoffwechselauswirkungen sportlicher Aktivitäten in der Diabetesbehandlung berücksichtigen, und welche Maßnahmen ergreifen Sie, wenn Sie sich sportlich betätigen wollen?

    1. Insulindosisreduktion vorher (bei geplanter sportlicher Aktivität, bei längerer sportlicher Aktivität)
    2. Zusatz-BE vorher (bei ungeplanter sportlicher Aktivität, bei kürzerer sportlicher Aktivität)
    3. Kombination beider Maßnahmen (Insulindosisreduktion und Zusatz-BE kombiniert anwenden)
    4. aktuelle Stoffwechsellage beachten (BG bestimmen, bei hohen Werten BG-Anstieg, bei niedrigen BG-Abfall, event. Normalinsulin spritzen)
    5. Kohlenhydrate danach aufnehmen, Insulindosisreduktion nachher
    6. Kohlenhydrate mitführen (wenn während des Sports Hypoglykämie bemerkt wird, was essen)

14. Von welchen wesentlichen Faktoren hängt der Umfang einer Blutzuckersenkung durch Sport ab?

    1. Dauer
    2. Intensität
    3. aktuelle Insulinämie (Abstand zur letzten Insulininjektion)
    4. Ernährungszustand
    5. Ausgangsblutzuckerwert (aktuelle Stoffwechsellage)
    6. Art der Muskelarbeit (Sportart)
    7. Trainingszustand (BG-Anstieg durch Adrenalin)
    8. Tageszeit, Insulinempfindlichkeit im Tagesverlauf
    9. Körpergewicht, Muskelmasse

Jeder Proband erhält nun für eine im Interview der Pretesterhebung genannte Kategorie eine Eins, sonst eine Null. Bei Gleichgewichtung von Item 13. und 14. wurde dann der Index, der minimal den Wert 1.0 und maximal den Wert 5.0 haben soll, durch die Formel

$$(*) \quad 1 + \frac{x}{3} + \frac{2y}{9}$$

berechnet, wobei x die Anzahl der Einsen von Item 13. und y die Anzahl der Einsen von Item 14. bedeuten. (*) ist dabei das arithmetische Mittel aus den beiden folgenden Termen:

$$(1) \quad 1 + \frac{4.0\,x}{6} \qquad (2) \quad 1 + \frac{4.0\,y}{9}$$

9.4.7 Bemerkungen zur Validität und Reliabilität der konstruierten Skalen

Bei der Formulierung der Items wurde versucht, direkt die Zieldimension, die gemessen werden soll, in den Items anzusprechen, um eine möglichst hohe Inhaltsvalidität zu gewährleisten. Indirekte, d. h. Ersatzdimensionen ansprechende Formulierungen wurden vermieden, um die Fremdbestimmtheit der Items zu minimieren. Items mit der Tendenz zu Antworten in Richtung der sozialen Erwünschtheit wurden so weit wie möglich nicht verwendet (Holm, 1986, 32).

Zur Erhöhung der Reliabilität wurden die Items als einfache Faktfragen mit Bezug auf die Gegenwart oder nicht weit zurückliegende vollendete Gegenwart konzipiert. Unter formalen Gesichtspunkten wurde zur Verbesserung der Reliabilität durch die standardisierte Interviewform mit immer demselben Interviewer und Fragebatterien statt Einzelfragen zu den Zieldimensionen beigetragen (Singer, 1985b).

9.5 Untersuchungsplan der 3-Stufen-Fahrradergometrie zur Bestimmung der relativen PWC$_{170}$

Name,Vorname:. R.,.M................. Größe:...193.... cm

BLUTABNAHME

Reg.Nr.:.....121.....

BGA+HbA 1 + BB

Ergometer - Gruppe - Diabetiker Gewicht:...95,8. kg Datum:..15..3..88...

Raumtemperatur:..20...°C Luftdruck:..764..mm Hg Luftfeuchtigkeit:...48..% Uhr-zeit...9 $\frac{20}{}$.....

P W C 170

B E L A S T U N G S - U N T E R S U C H U N G auf dem Fahrradergometer.SECA

mit E.K.G (Fußkurbelarbeit im Sitzen)

Belastung	Minute	Herzschlag-frequenz/Min.	Blutdruck syst./diast.mm Hg	Bemerkungen
R U H E	.			BZ : 102 mg/dl
	.	81	120/85	Lactat : 1,61 mmol/l
1. Stufe ♀ ♂ 50/75 Watt	2 .	115	160/85	
	.			
2. Stufe ♀ ♂ 75/100 Watt	2 .	122	170/85	
	.			
3. Stufe ♀ ♂ 100/125 Watt	2 .	130	170/85	
	.			unmittelbar nach 6 min.Belastung
				Lactat: 2,39 mmol/l
4. Stufe ...... Watt	.			
	.			
E R H O L U N G	1 .	114	150/80	
	2 .	103	130/80	
	3 .	91	125/85	
	6 .	82	115/80	BZ : 108 mg/dl Lactat: 2,11 mmol/l

Mitarbeit............. | gut | .... | ausreichend | .... | schlecht |

Schweißausbruch..∅.... | + | .... | ++ | .... | +++ |

Muskelschmerz..∅.... | + | .... | ++ | .... | +++ |

Erschöpfung....∅.... | + | .... | ++ | .... | +++ |

Vorzeitig abgebrochen nach ...... min. wegen

Die absolute PWC_{170} wurde graphisch durch lineare Extrapolation bestimmt:

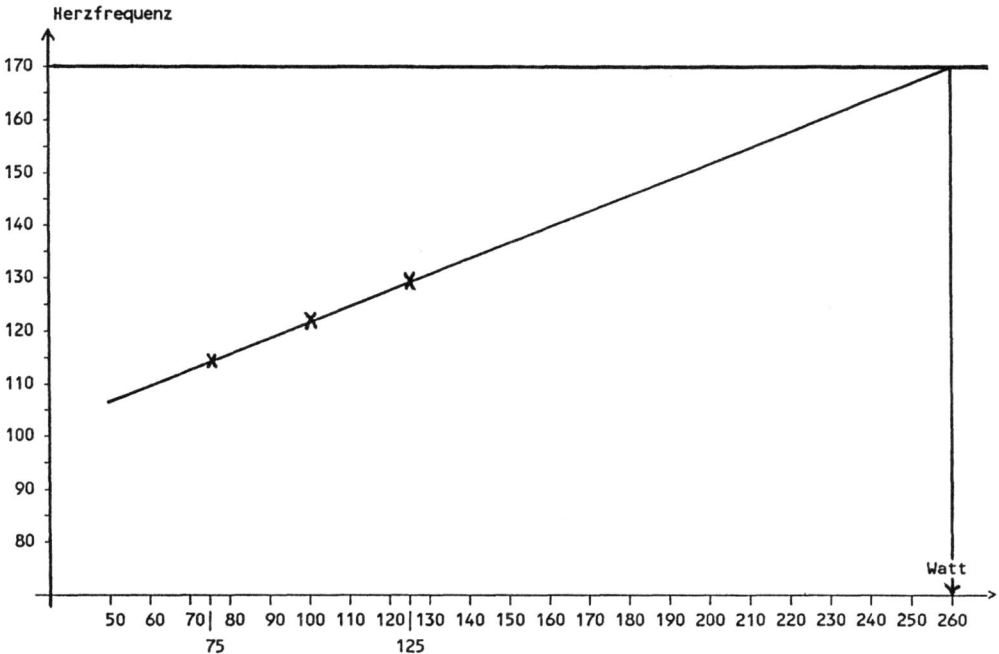

absolute PWC_{170}: 260 Watt

relative PWC_{170}: $\dfrac{260}{95.8} = \underline{2.71}\ \dfrac{\text{Watt}}{\text{kg KG}}$

9.6 Interviewbogen und Anleitung zur Protokollierung der Insulinbehandlung und Diät für die Fahrradreisen

Vor den Radreisen wurde mit den Teilnehmern ein Kurzinterview zur Erfassung der aktuellen Diabetestherapie geführt und ein Stoffwechselselbstkontrollbogen verteilt, auf dem drei Blutglukosetagesprofile von Tagen ohne Sport protokolliert werden sollten.

Interviewbogen für die Fahrradreisen

Name: _____ Vorname: _____ Datum: _____

behandelnder Arzt: _____

Anschrift: _____ Tel.: _____

geboren: _____ Beruf: _____

Körpergewicht: _____ Körpergröße: _____

Diabetes seit _____

andere Arzneimittel? _____
_____

HbA$_1$ vom _____ : ____ %

HbA$_{1c}$ vom _____ : ____ %

1. Mit welchem Insulin und welcher Therapieform wird Ihr Diabetes behandelt?

    O *KT* Normalinsulin: _____   Verzögerungsinsulin: _____
        Kombinationsinsulin: _____   der Firma: _____

    O *IKT* Normalinsulin: _____   Verzögerungsinsulin: _____
        Kombinationsinsulin: _____   der Firma: _____

    O *Pen* Normalinsulin: _____   Basalinsulin: _____
        Fabrikat des Pens: _____   der Firma: _____

    O *Pumpe* Normalinsulin: _____
        Fabrikat der Pumpe: _____   der Firma: _____

2. Wann injizieren Sie wieviel Insulin?

    O *KT*   morgens   um ____ Uhr ____ I.E. von dem Insulin _____
                              und ____ I.E. von dem Insulin _____
             abends   um ____ Uhr ____ I.E. von dem Insulin _____
                              und ____ I.E. von dem Insulin _____

    O *IKT*   um ____ Uhr ____ I.E. von dem Insulin _____
             um ____ Uhr ____ I.E. von dem Insulin _____
             um ____ Uhr ____ I.E. von dem Insulin _____
             um ____ Uhr ____ I.E. von dem Insulin _____

    O *Pen*   ____ I.E. Basalinsulininjektion um ____ Uhr
             ____ I.E. Basalinsulininjektion um ____ Uhr
             Vor den Mahlzeiten
             morgens ____ I.E. Normal um die BG um ____ mg/dl zu senken
             morgens ____ I.E. Normal pro BE
             mittags   ____ I.E. Normal um die BG um ____ mg/dl zu senken
             mittags   ____ I.E. Normal pro BE
             abends   ____ I.E. Normal um die BG um ____ mg/dl zu senken
             abends   ____ I.E. Normal pro BE

○ *Pumpe* _____ I.E. Tagesbasalrate
Geben Sie bitte ggf. die Tagesbasalrate differenzierter an:

_____

_____

_____

Vor den Mahlzeiten
morgens _____ I.E. Normal um die BG um _____ mg/dl zu senken
morgens _____ I.E. Normal pro BE
mittags _____ I.E. Normal um die BG um _____ mg/dl zu senken
mittags _____ I.E. Normal pro BE
abends _____ I.E. Normal um die BG um _____ mg/dl zu senken
abends _____ I.E. Normal pro BE

3. Geben Sie bitte Ihren gewöhnlichen Tages-BE-Plan eines Arbeitstages für einen normalen Tag (normale Blutzuckerwerte, keine Erkrankung, keine besonderen Vorkommnisse wie Hypos, starke körperliche Betätigungen oder Inaktivitäten) an!

	1. Früh- stück	2. Früh- stück	3. Früh- stück	Mittag	Nach- mittag	1. Abend- brot	2. Abend- brot
Uhrzeit							
BE							
Bolus (Pen/ Pumpe)							

Stoffwechselselbstkontrollbogen

Ich benötige von Ihnen drei Blutzuckertagesprofile von normalen Wochentagen, an denen Sie keinen Sport getrieben haben und an denen keine besonderen Komplikationen (starke Hypo, Erkältung) aufgetreten sind.

Machen Sie bitte pro Tag (wenn's geht) mindestens 5 Werte, z. B. vor den Mahlzeiten, nachmittags und vor der Bettruhe.

Datum							Bemerkungen (besondere Vorkomm- nisse, Hypo)
	Uhrzeit Blutzucker						
	Uhrzeit Blutzucker						
	Uhrzeit Blutzucker						

Anleitung zur Protokollierung der Insulinbehandlung und Diät

Bitte protokollieren Sie in diesem Heft an jedem Radfahrtag immer genau:
1. Insulinbehandlung (*wann, wieviel* gespritzt)
2. BE (*wann, wieviele* BE gegessen)
3. Blutzuckerwerte (mit Uhrzeit)
4. (für Pumpenträger) Basalrate (*wann* und um *wieviel* reduziert,
   wann und auf *wieviel* zurückgestellt)

Dies könnte z. B. so strukturiert werden:

Datum	20. 8. 88							Bemerkungen
Uhrzeit	9^{00}	9^{30}	11^{00}					
Blutzucker	162		145					
Bolus	6							
BE		3	1					
Basal			auf $^1/_2$					

Sie haben so viel Platz, daß Sie durchaus eine Doppelseite pro Tag nehmen können!
Vielen Dank für Ihre Mitarbeit!!

9.7 Interviewbogen zur Kontrolle der Untersuchungsausgangsbedingungen für das Fahrradergometerexperiment

Zur Erfassung und Kontrolle der Untersuchungsausgangsbedingungen wurde mit jedem Probanden des Fahrradergometerexperiments vor jeder Fahrradergometrie das folgende Kurzinterview geführt. Die Fragen 1 bis 3 wurden nur den Diabetikern gestellt.
1. Wann haben Sie heute wieviel Insulin injiziert?
   Letzte gestrige und heutige Basalinsulininjektion (wann, wieviel?)
   Pumpentherapie: heutige Basalrate und Bolusgaben
2. Welcher Injektionsort wurde jeweils gewählt?
3. Welche Blutzuckerwerte haben Sie heute wann bestimmt?
   Wann und was haben Sie heute gegessen oder getrunken?
4. Wann wurde die letzte Mahlzeit aufgenommen und was?
5. Haben Sie in den 12 h vor der Ergometrie geraucht? (wann, wieviel?)
6. Haben Sie in den 12 h vor der Ergometrie alkoholische Getränke zu sich genommen? (wann, was?)

7. Hatten Sie in den 2 h vor der Ergometrie eine körperliche Belastung?
8. Wie fühlen Sie sich?
9. Wie ist Ihre momentane psychische Verfassung? (besondere Ereignisse, Ärger, Streß, Aufregung?)
10. Wie ist Ihre momentane körperliche Verfassung? (Erkältung, Fieber, voll leistungsfähig?)
11. Gab es besondere Ereignisse oder Abweichungen im gewohnten Tagesablauf?

9.8 Bestimmung der aerob-anaeroben Schwelle für die Probanden des Fahrradergometerexperiments

Für jeden Probanden des Fahrradergometerexperiments wurden in ein kartesisches Koordinatensystem auf der Abszisse die Wattzahlen der sechs verschiedenen Belastungsstufen eingetragen und auf der Ordinate die dazugehörige Belastungslactatkonzentration der 6. Belastungsminute. Ist die 6min-Belastungslactatkonzentration der höchsten Belastungsstufe größer als 4 mmol/l, erfolgt die Bestimmung der aerob-anaeroben Schwelle in Watt, bei der 4 mmol/l erreicht werden (Mader u. a., 1976), durch lineare Interpolation, sonst durch lineare Extrapolation.

Sachverzeichnis

E. F. Pfeiffer, Universität Ulm (Hrsg.)

Das Ulmer Diabetiker ABC

Teil 1: Ein Kurs für den insulinspritzenden Diabetiker

Unter Mitarbeit von F. Bischof, H. Hauner, W. Kerner, C. Rogenhofer-Pschorr, A. Schnabel, G. Servay, S. Splitt, G. Steinbach, H. Zier

1990. X, 86 S. 32 Abb., davon 14 farbig. 1 Tab. Brosch. DM 24,– ISBN 3-540-51639-5

Die Prognose des Erwachsenendiabetes hängt in erster Linie mit der Güte der Blutzuckereinstellung rund um die Uhr zusammen. Lebensführung einschließlich Ernährung und körperlichem Training sowie der autonome, informierte Umgang mit der Erkrankung sind mindestens so entscheidend wie die ärztliche „Führung". Dieser Diabetikerratgeber zeigt, wie es geht.

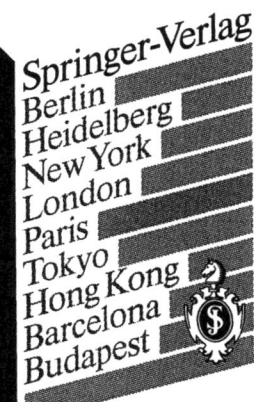

Springer-Verlag
Berlin
Heidelberg
New York
London
Paris
Tokyo
Hong Kong
Barcelona
Budapest

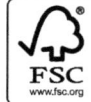